MENOPAUSIA

Alimentos y Plantas Medicinales

Isabel M. Rivero

AVISO LEGAL Y CREDITOS

MENOPAUSIA. Alimentos y Plantas Medicinales.
Copyright ©2023 Isabel M. Rivero
Todos los derechos reservados

Tercera edición, ampliada: Septiembre 2024
Diseño de cubierta: Desirée Mendoza M.
Fotografías de: Buntysmum y Silviarita via Pixabay

Este libro proporciona información general y no sustituye el asesoramiento médico profesional. Ni el editor ni la autora serán responsables de daños de cualquier tipo derivados del uso de este contenido. El lector asume la responsabilidad total por sus decisiones, acciones y resultados.

Este libro debe utilizarse únicamente como referencia y nunca como un manual médico. Su propósito es ayudarle a tomar decisiones informadas sobre su salud. No pretende sustituir ningún tratamiento que su médico le haya indicado.

"Dedicado a todas las mujeres, fuente de vida y sabiduría, que atravesamos juntas el camino de la menopausia.
Que este libro sea una guía empoderadora en este nuevo capítulo de transformación y renovación.
¡Que cada página sea un abrazo de alivio y conocimiento para todas!
Con cariño y complicidad, para cada una de ustedes."

Prólogo: Una Guía para el Bienestar

Queridas lectoras,

¡Bienvenidas a este viaje hacia una mejor salud! Desde que comencé a compartir mis conocimientos y experiencia, mi mayor motivación ha sido poder contribuir de manera positiva a sus vidas. Por eso, a través de estas páginas, quiero ofrecerles información valiosa y recursos prácticos que realmente puedan ayudarlas a sentirse mejor.

En este libro, cada consejo y remedio ha sido cuidadosamente seleccionado por su efectividad comprobada y facilidad de aplicación en el día a día. Encontrarán no solo plantas medicinales, suplementos y alimentos accesibles, sino también información médica detallada sobre esta etapa de la vida, así como consejos adicionales y respuestas a las preguntas más frecuentes, para que tengan una guía práctica, completa y confiable.

Mi meta es que esta obra sea su compañera valiosa y práctica, un recurso donde hallarán herramientas concretas para acompañarles en su camino hacia una vida más saludable y plena. Saber que este trabajo tiene un impacto positivo me llena de alegría y me motiva a seguir adelante. Aunque escribir requiere esfuerzo, tiempo y constancia, comprobar que mis libros marcan una diferencia real en sus vidas es mi mayor recompensa.

Y porque sus experiencias son mi mayor fuente de inspiración, me encantaría que me escribieran contándome sobre sus avances. Pueden contactarme a través de mi e-mail: **isabelmriveror@gmail.com**, donde estaré encantada de leer sus historias y comentarios.

Espero de corazón que esta guía práctica se convierta en su pilar indispensable en el camino hacia una mejor salud y bienestar. Gracias por permitirme ser parte de vuestra vida.

Con cariño,

Isabel

INTRODUCCION

En el camino hacia una salud plena, es vital entender que ningún remedio "milagroso" –ya sea un medicamento, planta, suplemento o alimento– puede solucionar una enfermedad de manera aislada. Asimismo, centrarse exclusivamente en ocultar o aliviar los síntomas, sin abordar la "causa" subyacente, suele conducir a recaídas frecuentes. En cambio, tratar la raíz del problema no solo alivia los síntomas de forma gradual, sino que también promueve una recuperación verdadera, sostenible y duradera.

Quizá algunas veces has sentido frustración porque ciertos medicamentos no funcionan como esperabas. Esto ocurre porque la salud, para ser realmente restaurada, requiere un enfoque "integral", orientado desde su origen hacia la causa real del problema. Este enfoque abarca mucho más que trata-mientos efectivos: incluye también adoptar mejoras en nuestra alimentación (como base de la nutrición celular), priorizar un sueño reparador, manejar el estrés adecuadamente y mantener un estilo de vida saludable. Estos pilares no solo favorecen la recuperación, sino que también fortalecen tu confianza en el proceso y optimizan la increíble capacidad natural de tu cuerpo para sanar.

Este libro es una puerta de entrada hacia una filosofía integral de bienestar para la menopausia y todas las etapas que la rodean. En el primer capítulo, descubrirás información clave para comprender mejor los cambios principales relacionados con esta etapa natural de la vida. Profundizaremos en los síntomas característicos, los distintos aspectos que la definen, señales importantes a las que prestar atención, factores influyentes y las recomendaciones médicas que pueden ser de gran ayuda para abordar esta transición con confianza. A partir de ahí, los capítulos siguientes se centran en temas esenciales como la alimentación, menús prácticos para el día a día y enfoques naturales, incluyendo suplementos y remedios a base de plantas, todo diseñado para guiarte hacia un equilibrio físico y emocional duradero.

Aunque tienes la libertad de elegir y adaptar las recomendaciones que sean más útiles para ti, no te pierdas el capítulo titulado "Plan práctico recomendado". Este apartado se convertirá en una guía fundamental, que reúne de manera sencilla y accesible todos los elementos esenciales de un enfoque integral. Desde ahí, podrás navegar entre los diferentes capítulos y emplear aquellas estrategias que mejor se ajusten a tus necesidades y preferencias personales.

Es importante subrayar que todas las recomendaciones de este libro están respaldadas por evidencia científica. No se trata de opiniones ni soluciones improvisadas, sino de información verificada que asegura resultados fiables. Al final de la obra, encontrarás referencias detalladas y estudios científicos que fundamentan cada sugerencia. Esto no solo te ayudará a sentirte más segura al ponerlas en práctica, sino que también reforzará tu confianza de estar tomando decisiones informadas para cuidar de tu salud.

LA MENOPAUSIA

La menopausia es un acontecimiento natural en la vida de cada mujer, una etapa que indica el cierre del ciclo reproductivo. Se define como la ausencia permanente de la menstruación, confirmada tras 12 meses consecutivos sin un periodo. Este proceso forma parte de los cambios hormonales y fisiológicos que experimenta el cuerpo femenino. Conocer qué implica y cómo influye en nuestro organismo ayuda a enfrentar este momento desde el entendimiento y el empoderamiento personal.

Normalmente, la menopausia tiene lugar entre los 45 y 55 años, aunque cada mujer vivirá esta transición de manera única y en su propio tiempo. Es el resultado de la lenta pero constante disminución de la reserva ovárica, algo que comienza muy temprano en nuestra vida. Desde el nacimiento, contamos con un número limitado de óvulos en los ovarios que van desapareciendo paulatinamente con los años. Hacia los 35-40 años, esta disminución se acelera y los ovarios empiezan a producir menos hormonas importantes como el estrógeno y la progesterona. Esto da lugar a ciclos menstruales más irregulares, hasta que finalmente desaparecen.

Durante esta fase de transición, ocurren numerosos cambios en el cuerpo femenino. Comprender el papel de las hormonas clave, el estrógeno y la progesterona, es fundamental para entender este proceso. Ambas son producidas mayoritariamente por los ovarios y desempeñan un rol crucial en la regulación del ciclo menstrual y la fertilidad.

Antes de la menopausia, los ovarios mantienen la producción de estas hormonas, aunque de forma menos constante. A medida que los óvulos se agotan, la producción hormonal disminuye, desencadenando una serie de cambios importantes. Uno de los primeros es la caída de los niveles de estrógeno, una hormona esencial para numerosas funciones del cuerpo, como el mantenimiento del útero, los senos y la salud ósea. La reducción del estrógeno puede provocar síntomas como sofocos, sudores nocturnos, sequedad vaginal y alteraciones del estado de ánimo.

Por otro lado, la progesterona, que regula el ciclo menstrual y prepara el útero para un posible embarazo, también disminuye gradualmente. Este descenso puede traducirse en periodos menstruales más irregulares, hasta que finalmente desaparecen por completo.

Además de los síntomas inmediatos, la menopausia tiene implicaciones a largo plazo que no deben pasarse por alto. Por ejemplo, la pérdida de estrógeno puede aumentar el riesgo de desarrollar osteoporosis o enfermedades cardiovasculares, lo cual destaca la importancia de cuidar nuestra salud en esta etapa.

Es vital recordar que ninguna experiencia es igual a otra. Para algunas mujeres, la menopausia puede ser un proceso breve y sin mayores complicaciones, mientras que para otras puede suponer un desafío más intenso. Sin embargo, existen muchas formas de aliviar y gestionar los síntomas de manera efectiva, desde cambios en el estilo de vida hasta tratamientos específicos.

Lejos de ser el final de una etapa, la menopausia marca un nuevo comienzo. Es una oportunidad para conocernos mejor, descubrir nuevas fuentes de bienestar y dirigirnos hacia el autocuidado. La nutrición, el ejercicio y la atención a nuestra salud emocional son pilares fundamentales para mantener un equilibrio físico y mental adecuado.

Este periodo de transición también puede ofrecer la oportunidad de celebrar nuestra sabiduría y experiencia acumulada a lo largo de los años. Más que un desafío, es una etapa para redescubrirnos, aceptar los cambios y abrazar esta etapa de la vida con confianza y determinación.

En definitiva, la menopausia no solo es un cambio biológico, sino una invitación a enfocarnos en nuestra plenitud y bienestar. Es el inicio de una etapa rica en aprendizajes y nuevas posibilidades. ¡Es momento de cuidarnos, celebrar nuestra fortaleza y mirar al futuro con optimismo!

Tipos de menopausia

La menopausia se entiende como la desaparición definitiva de la menstruación durante un período continuo de al menos 12 meses. Aunque este proceso es una parte natural de la vida, no todas las mujeres lo experimentan de la misma manera. Existen diferentes tipos de menopausia, determinados por las circunstancias, la edad o los factores que conducen a este cambio. Conocer estas variaciones puede ayudarnos a comprender mejor nuestra propia experiencia y las de otras mujeres.

‣ **Menopausia natural:** Es el tipo más común y ocurre de forma natural a medida que una mujer cumple años. Generalmente, ocurre entre los 45 y 55 años, aunque la edad puede variar. La menopausia natural es un proceso gradual que puede durar varios años. Durante este período, los ovarios reducen gradualmente la producción de estrógeno y progesterona, lo que lleva a la desaparición de la menstruación y a una serie de síntomas como sofocos, sudores nocturnos, cambios de humor, sequedad vaginal y disminución de la libido.

‣ **Menopausia quirúrgica:** También conocida como menopausia inducida, ocurre cuando los ovarios se eliminan quirúrgicamente a través de una ooforectomía bilateral –extirpación de ambos ovarios– o una histerectomía total –extirpación del útero y los ovarios–. La menopausia quirúrgica puede ser repentina, lo que significa que los síntomas pueden aparecer de manera más intensa y rápida debido a la interrupción abrupta de las hormonas.

‣ **Menopausia prematura:** Se refiere a la menopausia que ocurre antes de los 40 años. Puede ser causada por factores genéticos, enfermedades autoinmunes, tratamientos médicos como la radioterapia o la quimioterapia, cirugías ováricas o por razones desconocidas en algunos casos. La menopausia prematura puede tener un impacto significativo en la salud ósea y cardiovascular de una mujer y puede requerir tratamiento hormonal para aliviar los síntomas y prevenir complicaciones a largo plazo.

‣ **Menopausia inducida por la quimioterapia**: Algunos tratamientos contra el cáncer, como la quimioterapia, pueden dañar los ovarios y afectar la producción de hormonas sexuales femeninas. Esto puede llevar a una menopausia temporal o permanente, dependiendo de la edad y la dosis del tratamiento. Después de completar la quimioterapia, algunas mujeres pueden recuperar la función ovárica y experimentar un retorno de la menstruación, mientras que otras pueden experimentar una menopausia permanente.

‣ **Menopausia temprana o prematura inducida por tratamientos médicos**: Algunos tratamientos médicos, como la radioterapia y ciertos medicamentos, pueden dañar los ovarios y provocar una menopausia temprana o prematura. Estos tratamientos pueden ser necesarios para tratar condiciones médicas como el cáncer. La menopausia inducida por tratamientos médicos puede ser temporal o permanente, dependiendo de la duración y la dosis del tratamiento.

‣ **Menopausia química o inducida por medicamentos**: Algunos medicamentos, como ciertos agentes quimioterapéuticos, pueden afectar la función ovárica y causar una menopausia temporal o permanente. Además, ciertos medicamentos utilizados para tratar condiciones como la endometriosis pueden suprimir la producción de hormonas y causar síntomas similares a los de la menopausia.

‣ **Menopausia precoz o prematura idiopática**: En algunos casos, la menopausia precoz ocurre sin una causa identificable. Se desconoce la razón exacta de por qué los ovarios dejan de funcionar antes de tiempo en estos casos. La menopausia precoz puede tener un impacto significativo en la fertilidad y puede requerir tratamiento hormonal para equilibrar las hormonas y aliviar los síntomas.

‣ **Menopausia atípica**: En algunos casos, la menopausia puede presentar características inusuales. Por ejemplo, la menopausia puede ocurrir de forma intermitente, con períodos de amenorrea seguidos de períodos de menstruación. También puede haber variaciones en la duración y la intensidad de los síntomas. La menopausia atípica puede ser más difícil de diagnosticar y requerir una evaluación médica más exhaustiva.

‣ **Menopausia inducida por enfermedades o trastornos**: Algunas enfermedades o trastornos pueden afectar la función ovárica y desencadenar una menopausia precoz o temprana. Por ejemplo, enfermedades autoinmunes como el síndrome de Turner, el síndrome de ovario poliquístico (SOP) y la insuficiencia ovárica primaria pueden causar una disminución prematura de la función ovárica y la menopausia. El tratamiento de la enfermedad subyacente es esencial para abordar los síntomas y las complicaciones asociadas.

‣ **Menopausia secundaria**: A veces, después de un período de menopausia natural, los ovarios pueden volver a funcionar y se puede producir una menstruación nuevamente. Esto se conoce como menopausia secundaria. Puede ocurrir debido a cambios hormonales o a ciertas condiciones médicas. Es importante tener en cuenta que, incluso si se reanuda la menstruación, no significa que la menopausia haya sido revertida.

‣ **Menopausia sintomática y asintomática**: Algunas mujeres pueden pasar por la menopausia sin experimentar síntomas significativos, mientras que otras pueden experimentar síntomas intensos y debilitantes. La menopausia asintomática se refiere a la ausencia de síntomas o a la presencia de síntomas menores que no afectan significativamente la calidad de vida. Por otro lado, la menopausia sintomática se caracteriza por la presencia de síntomas moderados a graves que pueden requerir tratamiento y afectar la vida diaria de la mujer.

Síntomas de la menopausia

La menopausia es una experiencia diferente para cada mujer, pero muchas pueden experimentar una combinación de síntomas que varían en intensidad y frecuencia. Entre los más comunes, se encuentran:

‣ **Sofocos y sudores nocturnos**: Son sensaciones de calor repentinas y intensas, generalmente acompañadas de sudoración profusa. Pueden ocurrir en cualquier momento del día, pero son más comunes durante la noche, lo que puede interrumpir el sueño.

‣ **Cambios en el ciclo menstrual**: Antes de que la menstruación se detenga por completo, es común experimentar cambios en la duración y regularidad de los períodos menstruales. Pueden volverse más cortos, más largos, más ligeros o más abundantes.

‣ **Sequedad vaginal**: La disminución de los niveles de estrógeno puede causar sequedad y adelgazamiento de las paredes vaginales, lo que puede provocar molestias durante las relaciones sexuales.

‣ **Cambios en el estado de ánimo**: Algunas mujeres pueden experimentar cambios en el estado de ánimo, como irritabilidad, ansiedad, depresión, disminución de la motivación o cambios repentinos en el temperamento.

‣ **Problemas de sueño**: Los sofocos nocturnos pueden interrumpir el sueño, y algunas mujeres también pueden experimentar insomnio, dificultad para conciliar el sueño o despertarse temprano.

‣ **Cambios en la piel y el cabello**: La disminución de los niveles de estrógeno puede hacer que la piel se vuelva más seca, menos elástica y propensa a arrugas. Además, algunas mujeres pueden experimentar pérdida de cabello.

‣ **Cambios en el peso**: Durante la menopausia, muchas mujeres experimentan un aumento de peso o cambios en la distribución de la grasa corporal. Esto puede deberse a cambios hormonales, disminución del metabolismo o factores relacionados con el envejecimiento.

‣ **Pérdida de densidad ósea:** La disminución de los niveles de estrógeno durante la menopausia puede contribuir a la pérdida de densidad ósea y aumentar el riesgo de osteoporosis. Esto puede llevar a una mayor fragilidad ósea y un mayor riesgo de fracturas.

‣ **Problemas urinarios:** Algunas mujeres pueden experimentar cambios en la función de la vejiga durante la menopausia. Esto puede incluir un mayor riesgo de infecciones del tracto urinario, urgencia urinaria o pérdida de control de la vejiga (incontinencia urinaria).

‣ **Disminución de la libido:** Algunas mujeres pueden experimentar una disminución del deseo sexual durante la menopausia. Esto puede deberse a cambios hormonales, cambios en la salud sexual o factores emocionales y psicológicos.

‣ **Problemas cognitivos:** Algunas mujeres pueden experimentar dificultades de memoria, falta de concentración o "niebla cerebral" durante la menopausia.

‣ **Cambios en los senos:** Durante la menopausia, es posble que los senos se vuelvan menos firmes y más sensibles. También es común experimentar cambios en la forma y el tamaño de los senos. Además, puede haber un mayor riesgo de desarrollar quistes mamarios o cambios benignos en los senos.

‣ **Fatiga:** Muchas mujeres experimentan una sensación persistente de cansancio o agotamiento. Esto puede deberse a cambios hormonales, dificultades para dormir o a otros factores relacionados con el envejecimiento.

‣ **Dolores articulares y musculares:** Algunas mujeres pueden experimentar dolores en las articulaciones y los músculos durante la menopausia. Esto puede deberse a cambios en los niveles hormonales, la disminución de la densidad ósea o factores inflamatorios.

‣ **Cambios en la textura del cabello y las uñas:** Durante la menopausia, algunas mujeres pueden notar cambios en la textura del cabello, como volverse más fino, seco o quebradizo. También es posible que las uñas se vuelvan más frágiles o se quiebren con mayor facilidad.

‣ **Cambios en la digestión**: Algunas mujeres pueden experimentar cambios en la digestión, como aumento de la sensibilidad estomacal, acidez estomacal o intolerancias alimentarias. Esto puede ser causado por fluctuaciones hormonales y cambios en el metabolismo.

‣ **Problemas gastrointestinales**: Algunas mujeres experimentan síntomas gastrointestinales durante la menopausia, como hinchazón, gases, estreñimiento o diarrea.

‣ **Problemas de la salud bucal**: Algunas mujeres pueden experimentar cambios en la salud bucal, como sequedad de boca, inflamación de las encías, mayor riesgo de caries o enfermedad periodontal. Esto se debe a los cambios hormonales y la disminución de la producción de saliva.

‣ **Cambios en la visión**: Algunas mujeres pueden experimentar cambios en la visión durante la menopausia, como sequedad ocular, sensibilidad a la luz, visión borrosa o dificultad para enfocar. Estos cambios pueden estar relacionados con los cambios hormonales y el envejecimiento ocular.

‣ **Dolores de cabeza**: Los dolores de cabeza, incluyendo las migrañas, pueden ser más frecuentes o intensos durante la menopausia. Esto puede estar relacionado con los cambios hormonales y la fluctuación de los niveles de estrógeno.

‣ **Pérdida de la elasticidad vaginal**: Debido a la disminución de los niveles de estrógeno, los tejidos vaginales pueden volverse menos elásticos y más delgados. Esto puede causar molestias durante las relaciones sexuales y aumentar el riesgo de infecciones del tracto urinario.

‣ **Cambios en el vello corporal**: Durante la menopausia, algunas mujeres pueden experimentar cambios en el crecimiento del vello corporal, como el adelgazamiento o la pérdida del vello púbico, axilar o en las piernas. Esto se debe a la disminución de los niveles de estrógeno y los cambios hormonales.

‣ **Cambios en la temperatura corporal**: Además de los sofocos y sudores nocturnos mencionados anteriormente, algunas mujeres pueden experimentar cambios en la sensibilidad a la temperatura durante la menopausia. Pueden sentirse más sensibles al frío o al calor y tener dificultad para regular la temperatura corporal.

Es importante recordar que los síntomas de la menopausia pueden variar en cada mujer y su intensidad puede ser diferente. Si estás experimentando síntomas que te preocupan o afectan tu calidad de vida, es recomendable buscar el consejo de un médico para obtener un diagnóstico adecuado.

Causas de los diferentes tipos de menopausia

La menopausia puede tener diferentes causas dependiendo del tipo específico de menopausia que una mujer experimente. En general, la menopausia natural es causada por el envejecimiento natural del cuerpo y la disminución de la función ovárica. Sin embargo, existen otros tipos de menopausia que pueden ser causados por diferentes factores. A continuación, analizaremos las diferentes causas de los diferentes tipos de menopausia:

‣ **Menopausia natural**: Este es el tipo más común de menopausia y ocurre como parte del proceso natural de envejecimiento. A medida que una mujer cumple años, sus ovarios disminuyen gradualmente la producción de hormonas, incluyendo estrógeno y progesterona. Eventualmente, los ovarios dejan de liberar óvulos y la menstruación se detiene, marcando el inicio de la menopausia. La edad promedio en la que las mujeres experimentan la menopausia natural es alrededor de los 51 años.

‣ **Menopausia inducida médicamente**: Este tipo de menopausia puede ser causado por intervenciones médicas, como la extirpación quirúrgica de los ovarios (ooforectomía bilateral) o la radioterapia o quimioterapia que afecta la función ovárica. Estas intervenciones pueden provocar una menopausia abrupta y los síntomas pueden ser más intensos en comparación con la menopausia natural.

‣ **Menopausia prematura**: También conocida como menopausia precoz, ocurre cuando una mujer experimenta la menopausia antes de los 40 años. Las causas de la menopausia prematura pueden ser genéticas, como la insuficiencia ovárica primaria, que es cuando los ovarios no funcionan correctamente desde el nacimiento. También puede ser causada por factores autoinmunes, enfermedades crónicas, tratamientos médicos, como la quimioterapia, o cirugías ováricas.

‣ **Menopausia quirúrgica**: Este tipo de menopausia ocurre cuando una mujer se somete a una histerectomía, que es la extirpación quirúrgica del útero, y también puede incluir la extirpación de los ovarios. Si se extirpan los ovarios, la mujer entra en la menopausia de inmediato, sin la transición gradual que ocurre en la menopausia natural

‣ **Menopausia temprana debido a causas genéticas**: Algunas mujeres pueden experimentar la menopausia temprana debido a factores genéticos hereditarios. Por ejemplo, el síndrome de Turner y el síndrome de Fragilidad del cromosoma X son condiciones genéticas que pueden provocar la menopausia precoz. Estas condiciones pueden afectar la función ovárica y llevar a una disminución prematura de los niveles de hormonas reproductivas.

‣ **Menopausia causada por enfermedades o tratamientos médicos**: Algunas enfermedades o tratamientos médicos pueden provocar la menopausia. Por ejemplo, las mujeres que reciben tratamiento para el cáncer pueden experimentar la menopausia debido a la radioterapia o quimioterapia, que pueden dañar los ovarios y afectar su función. También existen condiciones médicas, como la insuficiencia ovárica primaria, que pueden provocar la menopausia antes de lo esperado.

‣ **Menopausia inducida por medicamentos**: Algunos medicamentos, como ciertos fármacos hormonales o medicamentos para la endometriosis, pueden causar una disminución en la producción de hormonas y provocar la menopausia. Estos medicamentos pueden ser utilizados para tratar condiciones específicas, pero pueden tener el efecto secundario de inducir la menopausia.

‣ **Menopausia secundaria a factores ambientales o estilo de vida**: Algunos estudios sugieren que ciertos factores ambientales o de estilo de vida pueden influir en la edad de inicio de la menopausia. Por ejemplo, el tabaquismo puede acelerar la menopausia. Además, la exposición a productos químicos tóxicos o a altos niveles de estrés crónico también se ha asociado con un inicio más temprano.

‣ **Menopausia prematura idiopática**: En algunos casos, no se puede identificar una causa específica para la menopausia prematura. Esto se conoce como menopausia prematura idiopática. Aunque no se conoce la causa exacta, se cree que puede estar relacionada con factores genéticos, autoinmunes o ambientales.

‣ **Menopausia temprana inducida por estilo de vida**: Algunos estudios han sugerido que ciertos factores de estilo de vida pueden influir en el inicio temprano de la menopausia. Por ejemplo, la obesidad y una mala alimentación pueden estar relacionadas con una mayor probabilidad de experimentar la menopausia a una edad más temprana. Además, la falta de actividad física regular y altos niveles de estrés también pueden desempeñar un papel en el inicio temprano de la menopausia.

‣ **Menopausia temprana debido a trastornos autoinmunes**: Algunas enfermedades autoinmunes, como el lupus eritematoso sistémico o la artritis reumatoide, pueden afectar negativamente la función ovárica y provocar la menopausia temprana. Estos trastornos pueden causar daño en los ovarios y alterar la producción hormonal.

‣ **Menopausia transitoria**: En algunos casos, una mujer

puede experimentar una interrupción temporal de su ciclo menstrual y síntomas similares a la menopausia, pero luego recuperar su función ovárica y volver a tener períodos menstruales regulares. Esto se conoce como menopausia transitoria. Las causas pueden incluir cambios hormonales temporales, estrés o enfermedades temporales.

‣ **Menopausia secundaria a enfermedades crónicas**: Algunas enfermedades crónicas, como la insuficiencia renal crónica o la enfermedad de Crohn, pueden afectar negativamente la función ovárica y provocar la menopausia. Estas condiciones pueden causar daño en los ovarios y afectar la producción hormonal.

‣ **Menopausia inducida por tratamiento hormonal**: Algunas mujeres pueden experimentar una menopausia temporal debido a la interrupción de la terapia hormonal, como la terapia de reemplazo hormonal, utilizada para tratar los síntomas de la menopausia. Cuando se suspende la terapia hormonal, los ovarios pueden tardar un tiempo en recuperar su función normal, lo que resulta en una menopausia transitoria.

La menopausia es un proceso natural y normal en la vida de toda mujer. Sin embargo, en algunos casos, puede presentarse de manera prematura debido a diferentes causas. Comprender las razones específicas de la menopausia puede ser clave para entender mejor tu experiencia personal, así como para buscar el apoyo necesario que te ayude a manejar los síntomas y resolver las inquietudes asociadas a esta etapa de la vida.

Posibles complicaciones a largo plazo

Esta sección tiene como objetivo ofrecer orientación y aclarar posibles riesgos de forma clara, poniendo el foco en la prevención. Así, podrás adoptar medidas proactivas que protejan tu bienestar y eviten complicaciones.

La menopausia no es una enfermedad ni una condición médica, sino una etapa natural en la vida de una mujer marcada por el cese de la menstruación y la fertilidad. No obstante, durante la menopausia y en los años posteriores, pueden surgir ciertas complicaciones o condiciones de salud que podrían necesitar atención médica. Algunas de estas posibles complicaciones son:

> **Osteoporosis**: Durante la menopausia, la disminución de los niveles de estrógeno puede conducir a la pérdida de densidad ósea y aumentar el riesgo de osteoporosis. La osteoporosis es una condición en la que los huesos se vuelven frágiles y propensos a fracturas. Es importante tomar medidas para mantener la salud ósea, como consumir una dieta rica en calcio y vitamina D y hacer ejercicio regularmente.

> **Enfermedad cardiovascular**: Después de la menopausia, las mujeres tienen un mayor riesgo de desarrollar enfermedades cardiovasculares, como enfermedad cardíaca y accidente cerebrovascular. La disminución de los niveles de estrógeno puede afectar negativamente la salud cardiovascular. Para reducir el riesgo, es importante mantener un estilo de vida saludable que incluya una dieta equilibrada, ejercicio regular, controlar la presión arterial y los niveles de colesterol, y evitar el tabaco y el consumo excesivo de alcohol.

> **Incontinencia urinaria**: Algunas mujeres pueden experimentar incontinencia urinaria durante la menopausia debido a los cambios en los tejidos de la vejiga y la uretra, así como a la disminución de los niveles de estrógeno. La incontinencia urinaria puede manifestarse como pérdida de orina al toser, estornudar o hacer ejercicio, o una necesidad urgente y repentina de orinar. Existen tratamientos y estrategias para manejar la incontinencia urinaria, como ejercicios de fortalecimiento del suelo pélvico, medicamentos y dispositivos médicos.

> **Trastornos del estado de ánimo**: Algunas mujeres pueden experimentar cambios en el estado de ánimo durante la menopausia, como depresión, ansiedad o irritabilidad. Estos cambios pueden estar relacionados con las fluctuaciones hormonales, los cambios en la vida y el estrés. Si los síntomas afectan significativamente la calidad de vida, es

importante buscar apoyo médico y psicológico.

‣ **Disfunción sexual**: Algunas mujeres pueden experimentar cambios en la libido, sequedad vaginal y molestias durante las relaciones sexuales debido a la disminución de los niveles de estrógeno. Estos cambios pueden afectar la vida sexual y la intimidad de una mujer. Existen opciones de tratamiento, como lubricantes vaginales, terapia hormonal y fármacos, que pueden ayudar a aliviar estos síntomas.

‣ **Aumento del riesgo de ciertos cánceres**: Después de la menopausia, las mujeres tienen un mayor riesgo de desarrollar ciertos tipos de cánceres, como el cáncer de mama y el cáncer de ovario. Es importante realizar exámenes regulares de detección y seguir las recomendaciones de su médico para reducir el riesgo y detectar cualquier posible problema a tiempo.

‣ **Diabetes tipo 2**: Durante la menopausia, las mujeres tienen un mayor riesgo de desarrollar diabetes tipo 2. Esto puede estar relacionado con los cambios hormonales, la disminución de la sensibilidad a la insulina y los cambios en el metabolismo. Es importante mantener una alimentación saludable, hacer ejercicio regularmente y controlar los niveles de azúcar en la sangre para reducir el riesgo de diabetes.

‣ **Dislipidemia**: Durante la menopausia, es común que los niveles de colesterol y triglicéridos en la sangre aumenten. Esto puede aumentar el riesgo de enfermedades cardio-vasculares. Es importante controlar los niveles de lípidos en la sangre a través de una dieta saludable y ejercicio.

‣ **Aumento del riesgo de enfermedad periodontal**: Algunas investigaciones sugieren que las mujeres en la meno-pausia tienen un mayor riesgo de desarrollar enfermedad periodontal, que es una infección de las encías y los tejidos que rodean los dientes. Esto puede estar relacionado con los cambios hormonales y la disminución de la densidad ósea. Es importante mantener una buena higiene bucal y visitar regularmente al dentista para prevenir y tratar la enfermedad periodontal.

‣ **Trastornos del sueño**: Durante la menopausia, muchas mujeres experimentan trastornos del sueño, como dificultad para conciliar el sueño, despertarse durante la noche o tener un sueño de mala calidad. Esto puede estar relacionado con los cambios hormonales, los sofocos y otros síntomas. Es importante mantener una buena higiene del sueño y buscar estrategias para mejorar la calidad del sueño, como crear un ambiente propicio para dormir, evitar estimulantes antes de acostarse y practicar técnicas de relajación.

‣ **Demencia y deterioro cognitivo**: Algunas investigaciones sugieren que las mujeres en la menopausia tienen un mayor riesgo de desarrollar demencia y experimentar un deterioro cognitivo más rápido. Sin embargo, los estudios son limitados y los resultados no son concluyentes. Es importante mantener una buena salud cerebral a través de una alimentación saludable, ejercicio físico y mental, y actividades que estimulen el cerebro.

‣ **Aumento de peso**: Durante la menopausia, muchas mujeres experimentan un aumento de peso, especialmente alrededor del área abdominal. Esto puede deberse a cambios hormonales, disminución del metabolismo y disminución de la masa muscular. Además, los sofocos y la falta de sueño pueden contribuir a un mayor consumo de alimentos y a una menor actividad física. Mantener una alimentación saludable y realizar ejercicio regularmente ayudan a controlar el peso durante la menopausia.

‣ **Cambios en la piel y el cabello**: Durante la menopausia, algunas mujeres pueden experimentar cambios en la piel y el cabello. La disminución de los niveles de estrógeno suele provocar una disminución de la elasticidad de la piel, sequedad, arrugas y cambios en la pigmentación. Además, el cabello puede volverse más delgado y frágil. Mantener una rutina de cuidado de la piel adecuada, beber suficiente agua, hidratar la piel regularmente y utilizar productos para el cabello adecuados pueden ayudar a mitigar estos cambios.

‣ **Problemas oculares**: Algunas mujeres pueden experimentar cambios en la visión durante la menopausia. Esto puede incluir sequedad ocular, irritación, visión borrosa o dificultad para enfocar. Estos cambios pueden ser el resultado de la disminución de los niveles de estrógeno y la disminución de la producción de lágrimas. Es importante realizar exámenes oculares regulares y utilizar lubricantes oculares si es necesario.

‣ **Trastornos de la tiroides**: Durante la menopausia, algunas mujeres pueden desarrollar trastornos de la tiroides, como hipotiroidismo o hipertiroidismo. Estos trastornos pueden afectar el metabolismo, la energía y el estado de ánimo. Si experimentas síntomas como fatiga, cambios de peso inexplicables, cambios en el estado de ánimo o problemas de concentración, es importante hablar con tu médico para que te realice pruebas de la función tiroidea.

‣ **Pérdida de masa muscular**: Durante la menopausia, muchas mujeres experimentan una disminución de la masa muscular y la fuerza. Esto puede deberse a la disminución de los niveles de estrógeno y al envejecimiento en general. Mantener una actividad física regular que incluya ejercicios de fuerza, como levantamiento de pesas o ejercicios de resistencia, ayuda a mantener la masa muscular y la fuerza.

Recuerda que cada mujer vive la menopausia de forma diferente, y estas complicaciones no necesariamente aparecerán en todos los casos. Si tienes inquietudes o síntomas relacionados con esta etapa, es fundamental consultar a tu médico para obtener un diagnóstico adecuado y el apoyo necesario.

Disminución de los síntomas y prevención

La menopausia conlleva cambios hormonales que pueden provocar síntomas incómodos y afectar tu calidad de vida. Afortunadamente, hay medidas que puedes adoptar para aliviar estos síntomas y prevenir posibles complicaciones. Aquí tienes algunas recomendaciones clave para ayudarte a enfrentar la menopausia de forma más saludable y con mayor bienestar:

‣ **Alimentación saludable**: Mantener una dieta equilibrada, saludable y nutritiva es fundamental durante la menopausia para aliviar los síntomas. Una dieta rica en frutas, verduras, granos enteros y proteínas magras ayudan también a mantener un peso saludable, controlar los niveles de colesterol y reducir el riesgo de enfermedades cardiovasculares. Encontrarás información detallada y recetas en los capítulos sobre la alimentación y sobre los zumos y jugos.

‣ **Ejercicio regular:** El ejercicio físico regular es beneficioso para la salud en general y ayuda a aliviar los síntomas de la menopausia. El ejercicio aeróbico, como caminar, correr, nadar, bailar o ir en bicicleta, ayuda a mantener el peso bajo control, fortalece los huesos y mejora el estado de ánimo. Además, los ejercicios de fuerza, como levantar pesas o hacer ejercicios de resistencia, ayudan a mantener la masa muscular, la densidad ósea y aceleran la quema de grasas. Se recomienda realizar al menos 150 minutos de ejercicio aeróbico de intensidad moderada por semana, junto con ejercicios de fuerza y flexibilidad.

‣ **Suplementos y fitoterapia:** Algunas plantas medicinales y suplementos, como vitaminas, minerales, la soja, el cohosh negro, la salvia, el aceite de onagra, el omega 3 y el trébol rojo, se han utilizado tradicionalmente para aliviar los síntomas de la menopausia. Encontrarás información completa y detallada en los siguientes capítulos de este libro.

‣ **Descanso adecuado:** Es importante priorizar el descanso nocturno. Muchas mujeres experimentan dificultades para conciliar o mantener el sueño debido a los sofocos, la sudoración y otros síntomas. Establecer una rutina de sueño regular, evitar el consumo de cafeína, crear un ambiente propicio para el descanso, como mantener el dormitorio fresco y oscuro, no exponerse a la luz brillante antes de acostarse, buscar estrategias de relajación, como la meditación o los baños calientes antes de dormir, ayudan a mejorar la calidad del sueño.

‣ **Control del peso:** Durante la menopausia, muchas mujeres experimentan aumento de peso y cambios en la distribución de la grasa corporal, especialmente alrededor de la cintura. Mantener un peso saludable a través de una alimentación equilibrada y ejercicio regular ayuda a disminuir los síntomas como los sofocos y a reducir el riesgo de enfermedades cardiovasculares, osteoporosis y otras afecciones.

‣ **Cuidado de la piel**: Durante la menopausia, los niveles reducidos de estrógeno pueden afectar la piel, provocando sequedad, pérdida de elasticidad y arrugas. Mantener una adecuada hidratación de la piel tomando bastante agua, utilizando cremas hidratantes, así como seguir una alimentación equilibrada rica en antioxidantes, ayudan a mantener la salud y apariencia de la piel.

‣ **Terapia de reemplazo hormonal (TRH)**: La terapia de reemplazo hormonal puede ser una opción para aliviar los síntomas más severos de la menopausia, como los sofocos y la sequedad vaginal. Sin embargo, es importante que hables con tu médico sobre los riesgos y beneficios de la TRH, ya que puede haber algunos riesgos asociados, como un mayor riesgo de enfermedades cardiovasculares y cáncer de mama.

‣ **Cuidar la salud emocional y mental**: La terapia cognitivo-conductual (TCC) puede ser útil en el manejo de los cambios emocionales y psicológicos que pueden ocurrir durante la menopausia, como la irritabilidad, ansiedad o depresión. La TCC se enfoca en identificar y cambiar los patrones de pensamiento y comportamiento negativos, lo que puede ayudar a mejorar la calidad de vida y reducir los síntomas de depresión y ansiedad.

‣ **Evitar el tabaco**: Fumar no sólo aumenta el riesgo de enfermedades cardiovasculares y cáncer, sino que también empeoran los síntomas de la menopausia, como los sofocos y la sequedad vaginal. Si eres fumadora, considera buscar ayuda para dejarlo, y reducir así los riesgos y los síntomas.

‣ **Reducción de la ingesta de cafeína y alcohol**: La cafeína y el alcohol suelen desencadenar o empeorar los síntomas de la menopausia, como los sofocos y los problemas para dormir. Reducir la ingesta de estas sustancias ayuda a disminuir la frecuencia e intensidad de los síntomas y mejorar el bienestar general. Optar por alternativas como el té descafeinado o infusiones de hierbas, y limitar el consumo de alcohol, es beneficioso.

‣ **Control del estrés:** El manejo del estrés es esencial durante la menopausia, ya que puede afectar tanto los síntomas físicos como emocionales. Practicar técnicas de relajación, como la meditación, el yoga o la respiración profunda, ayuda a reducir el estrés y a mejorar el bienestar general.

‣ **Autocuidado y bienestar:** Durante la menopausia, es esencial dedicar tiempo para el autocuidado y el bienestar emocional. Esto puede incluir actividades como practicar pasatiempos que te gusten, la lectura, la música, la pintura, escuchar música o bailar, pasar tiempo con amigas y seres queridos, y buscar actividades que te brinden alegría y satisfacción.

‣ **Mantener una vida sexual saludable:** La menopausia puede afectar la vida sexual debido a los cambios físicos y emocionales. Sin embargo, mantener una comunicación abierta con la pareja, buscar nuevas formas de intimidad y considerar el uso de lubricantes comerciales, aceite de coco o tratamientos tópicos ayudan a aliviar la sequedad vaginal y mantener una vida sexual satisfactoria.

‣ **Revisiones médicas regulares:** La menopausia conlleva cambios hormonales que pueden aumentar el riesgo de ciertas enfermedades. Debido a ello es importante realizar revisiones médicas regulares para controlar la salud general y detectar cualquier problema de manera temprana. Realizar exámenes de salud regulares, como exámenes ginecológicos, mamografías, citologías, análisis de sangre, chequeos de la salud cardiovascular y exámenes de densidad ósea, ayudan a detectar tempranamente cualquier problema de salud y a tomar medidas preventivas.

‣ **Cuidar la salud cardiovascular:** Llevar una dieta saludable, mantener un peso adecuado y hacer ejercicio regularmente ayudan a mantener un corazón sano y reduce el riesgo de enfermedades cardiovasculares.

‣ **Ejercicio de suelo pélvico**: Durante la menopausia, los cambios hormonales pueden debilitar los músculos del suelo pélvico, lo que puede llevar a problemas como la incontinencia urinaria. Realizar ejercicio de fortalecimiento del suelo pélvico, como los ejercicios de Kegel, ayuda a prevenir o mejorar estos problemas. Estos ejercicios consisten en contraer y relajar los músculos del suelo pélvico de manera repetida, como si estuvieras conteniendo las ganas de orinar.

‣ **Prevención de la osteoporosis**: Durante la menopausia, la disminución de los niveles de estrógeno puede aumentar el riesgo de desarrollar osteoporosis, una enfermedad en la que los huesos se vuelven más frágiles y propensos a fracturas. Para prevenir la osteoporosis, es importante mantener una alimentación rica en calcio y vitamina D, hacer ejercicio regularmente, evitar el consumo excesivo de alcohol, no fumar y mantener un peso saludable. Además, es posible que tu médico te recomiende tomar suplementos de calcio y vitamina D, así como realizar pruebas de densidad ósea.

‣ **Comunicación y apoyo**: La menopausia es un momento de cambios emocionales y hormonales. Compartir tus inquietudes y experiencias con amigas, familiares, grupos de apoyo o terapia individual puede ser de gran ayuda. Compartir consejos y obtener apoyo emocional de personas que están pasando por la misma etapa también puede ser reconfortante y empoderador.

‣ **Mantener una vida social activa**: La menopausia puede ser un momento de cambios en las relaciones personales y sociales. Mantener una vida social activa, participar en actividades que disfrutes y buscar el apoyo de amistades y seres queridos ayuda a mantener una buena salud mental y emocional durante esta etapa de transición.

‣ **Aceptación y autocuidado**: La menopausia es una etapa natural y es importante aceptarla como parte del proceso de la vida. Practicar el autocuidado, como cuidar la salud mental, hacer actividades que te hagan feliz y tratarte con amabilidad y compasión, ayuda a enfrentar los cambios y desafíos que la menopausia trae consigo.

En conclusión, La menopausia es una etapa natural en la vida que puede traer consigo ciertos síntomas incómodos. Sin embargo, con una alimentación equilibrada, ejercicio regular, el uso adecuado de suplementos nutricionales, plantas medicinales, medicamentos si son necesarios, el manejo del estrés y el apoyo emocional, es posible aliviar los síntomas y vivir esta nueva etapa de manera saludable, plena y con bienestar.

Consejos adicionales

Evita automedicarte y consulta siempre a un profesional de la salud antes de tomar cualquier medicamento. Tu médico, farmacéutico o especialista en salud son quienes pueden evaluar tu situación de manera personalizada y recomendar el tratamiento más adecuado para ti. Tu bienestar merece un enfoque informado y seguro.

Pruebas médicas diagnósticas

Para diagnosticar la menopausia y evaluar los cambios hormonales en el cuerpo de la mujer, los médicos pueden realizar diversas pruebas. Estas permiten confirmar si la mujer ha iniciado esta etapa o si sus síntomas están relacionados con ella.

▸ **Historia clínica y síntomas**: El médico comenzará recopilando información sobre los síntomas que estás experimentando y tu historial médico. La información sobre la regularidad de tus ciclos menstruales, la intensidad de los síntomas de la menopausia y cualquier otro problema de salud relevante será útil para determinar si estás en la etapa de la menopausia.

▸ **Análisis de sangre**: Los análisis de sangre pueden ser una herramienta útil para evaluar los niveles hormonales. Los dos principales marcadores hormonales que se analizan son el estradiol y la hormona estimulante del folículo (FSH). El estradiol es una forma de estrógeno y los niveles de FSH aumentan a medida que disminuye la función ovárica. Estos análisis de sangre pueden proporcionar una indicación de si estás experimentando cambios hormonales consistentes con la menopausia.

‣ **Prueba de la hormona antimülleriana (AMH)**: La AMH es una hormona producida por los folículos ováricos y su nivel puede ser indicativo de la reserva ovárica de una mujer. Durante la menopausia, los niveles de AMH disminuyen significativamente. Esta prueba puede ser útil para evaluar la función ovárica y determinar si una mujer está en la etapa de la menopausia.

‣ **Prueba de folículos antrales**: Esta prueba se realiza a través de una ecografía transvaginal y evalúa el número de folículos antrales presentes en los ovarios. La disminución del número de folículos antrales puede ser indicativa de la menopausia.

‣ **Prueba de la hormona luteinizante (LH)**: La LH es otra hormona que puede evaluarse mediante análisis de sangre. Durante la menopausia, los niveles de LH pueden aumentar significativamente. Un aumento constante y sostenido de los niveles de LH, combinado con una disminución en los niveles de estrógeno, puede ser indicativo de la menopausia.

‣ **Prueba de la hormona estimulante del folículo (FSH)**: La FSH es una hormona que estimula el crecimiento y desarrollo de los folículos ováricos. Durante la menopausia, los niveles de FSH pueden ser más altos de lo normal, ya que el cuerpo intenta compensar la disminución del estrógeno. Un aumento constante y sostenido de los niveles de FSH puede ser un indicador de la menopausia.

‣ **Prueba de inhibina B**: La inhibina B es una hormona producida por los folículos ováricos y su nivel puede ser indicativo de la reserva ovárica. Durante la menopausia, los niveles de inhibina B disminuyen. Esta prueba puede ser utilizada para evaluar la función ovárica y determinar si una mujer está en la etapa de la menopausia.

‣ **Densitometría ósea**: La menopausia se asocia con la pérdida de densidad ósea debido a la disminución de los niveles de estrógeno. La densitometría ósea es una prueba no invasiva que se utiliza para medir la densidad mineral ósea y evaluar el riesgo de osteoporosis. Esta prueba puede ser recomendada para las mujeres en la etapa de la menopausia, ya que la pérdida ósea es más común en esta etapa de la vida.

‣ **Prueba de tiroides:** Los desequilibrios en la función de la tiroides pueden causar síntomas similares a los de la menopausia, como cambios de humor, fatiga y problemas de sueño. Por lo tanto, se puede realizar una prueba de tiroides para descartar cualquier problema de tiroides que pueda estar contribuyendo a los síntomas.

‣ **Ecografía transvaginal:** Esta prueba utiliza ondas sonoras para crear imágenes del útero y los ovarios. Puede ayudar a evaluar la salud y el tamaño de los ovarios, así como a detectar la presencia de quistes o tumores. La ecografía transvaginal puede ser útil para confirmar el inicio de la menopausia y descartar otras condiciones relacionadas con los ovarios.

‣ **Biopsia endometrial:** Esta prueba implica tomar una muestra de tejido del revestimiento del útero para su análisis. Puede ser recomendada si existe sangrado uterino anormal durante la menopausia, ya que puede ayudar a descartar condiciones como el cáncer de endometrio. La biopsia endometrial se realiza generalmente en el consultorio del médico y se utiliza un instrumento delgado para tomar la muestra de tejido.

‣ **Radiografía de tórax:** Aunque no es una prueba específica para la menopausia, una radiografía de tórax puede ser solicitada para evaluar la salud pulmonar y descartar otras condiciones que podrían estar contribuyendo a los síntomas. Algunas mujeres pueden experimentar cambios en la respiración y síntomas similares a los de la menopausia debido a problemas pulmonares, como la enfermedad pulmonar obstructiva crónica (EPOC) o el asma.

‣ **Pruebas adicionales:** Además de las pruebas mencionadas, en algunos casos, los médicos pueden solicitar pruebas adicionales para descartar otras condiciones médicas que pueden estar causando síntomas similares a los de la menopausia. Estas pruebas pueden incluir pruebas de función hepática, renal y pruebas de glucosa en sangre, entre otras.

Signos de alarma

A medida que una mujer se aproxima a la menopausia, es común experimentar cambios físicos y emocionales. Aunque estos son habituales, es fundamental prestar atención a ciertos signos de alarma que podrían indicar problemas de salud más graves. Algunos de ellos incluyen:

‣ **Sangrado vaginal anormal**: Durante la menopausia, es común experimentar cambios en el patrón de sangrado, como períodos irregulares o más espaciados. Sin embargo, si experimentas sangrado vaginal intenso, prolongado o repentino después de haber estado sin períodos durante al menos un año, podría ser un signo de alarma y deberías consultar a tu médico.

‣ **Dolor severo durante las relaciones sexuales**: La disminución de los niveles de estrógeno durante la menopausia puede provocar sequedad vaginal y adelgazamiento de las paredes vaginales, lo que puede resultar en dolor durante las relaciones sexuales. Sin embargo, si experimentas un dolor severo o persistente durante las relaciones sexuales, es importante informar a tu médico, ya que podría ser indicativo de otro problema subyacente.

‣ **Cambios repentinos en el estado de ánimo**: Los cambios hormonales durante la menopausia pueden influir en el estado de ánimo de una mujer. Es común experimentar fluctuaciones emocionales, como cambios en el humor, irritabilidad o tristeza. Sin embargo, si experimentas cambios de humor extremos, depresión o ansiedad severa que afecten significativamente tu calidad de vida, es esencial buscar atención médica.

‣ **Dolor en los senos**: Durante la menopausia, es común que los senos se vuelvan más sensibles y doloridos debido a los cambios hormonales. Sin embargo, si experimentas un dolor persistente en los senos o notas cambios en su forma, textura o apariencia, es importante que lo consultes con tu médico para descartar cualquier problema más grave, como un tumor o quiste mamario.

‣ **Pérdida de densidad ósea**: Durante la menopausia, los niveles de estrógeno disminuyen, lo que puede llevar a la pérdida de densidad ósea y aumentar el riesgo de osteoporosis. Si experimentas dolor óseo persistente, fracturas frecuentes o una disminución significativa en tu estatura, debes buscar atención médica para evaluar tu salud ósea y recibir el tratamiento adecuado si es necesario.

‣ **Sofocos intensos y frecuentes**: Los sofocos son uno de los síntomas más comunes de la menopausia. Se caracterizan por una sensación repentina de calor que se extiende por todo el cuerpo, seguida de sudoración y enrojecimiento. Si los sofocos son extremadamente intensos, frecuentes y afectan negativamente tu calidad de vida, es recomendable buscar atención médica para evaluar si hay opciones de tratamiento disponibles para aliviar los síntomas.

‣ **Problemas urinarios**: Durante la menopausia, algunas mujeres pueden experimentar cambios en la función urinaria. Estos cambios pueden incluir aumento de la frecuencia urinaria, urgencia repentina para orinar, incontinencia urinaria o una mayor susceptibilidad a las infecciones del tracto urinario. Si experimentas síntomas urinarios persistentes o preocupantes, es importante que consultes a tu médico para descartar cualquier afección subyacente.

‣ **Problemas de sueño**: Muchas mujeres experimentan dificultades para dormir durante la menopausia. Esto puede incluir problemas para conciliar el sueño, despertares frecuentes durante la noche o insomnio en general. Si los problemas de sueño son graves y afectan negativamente tu bienestar y funcionamiento diario, es recomendable buscar ayuda de un profesional de la salud para evaluar adecuadamente el problema.

‣ **Cambios en la piel y el cabello**: Durante la menopausia, los cambios hormonales pueden afectar la piel y el cabello. Puedes experimentar sequedad de la piel, picazón, cambios en la elasticidad de la piel o aumento de la sensibilidad. Además, algunas mujeres pueden notar cambios en su cabello, como adelgazamiento, pérdida de volumen o aparición de canas. Si experimentas cambios drásticos o preocupantes en la piel o el cabello, es recomendable consultar a un dermatólogo o a tu médico de confianza.

‣ **Cambios en la memoria y la concentración**: Algunas mujeres pueden experimentar dificultades en la memoria y la concentración, así como una sensación de neblina mental. Estos cambios pueden ser sutiles, pero si notas una disminución significativa en tu capacidad para recordar información o concentrarte en tareas cotidianas, es importante mencionarlo a tu médico para descartar otras posibles causas y recibir orientación adecuada.

‣ **Aumento de peso inexplicado**: Durante la menopausia, muchas mujeres experimentan cambios en la distribución de grasa corporal, lo que puede llevar a un aumento de peso. Sin embargo, si experimentas un aumento de peso repentino e inexplicado, especialmente alrededor del abdomen, podría ser un signo de alarma. Un aumento de peso significativo puede tener implicaciones para la salud, como un mayor riesgo de enfermedades cardiovasculares y diabetes. Por lo tanto, es importante consultar a tu médico para evaluar tu situación y recibir recomendaciones sobre cómo manejarlo de manera saludable.

‣ **Dolores articulares y musculares**: Durante la menopausia, algunas mujeres pueden experimentar dolor en las articulaciones y los músculos. Esto puede deberse a cambios hormonales, disminución de la densidad ósea o afecciones como la artritis. Si el dolor es persistente, intenso o afecta significativamente tu calidad de vida, es recomendable buscar atención médica para determinar la causa subyacente y recibir el tratamiento adecuado.

‣ **Fatiga extrema**: La fatiga es común durante la menopausia debido a los cambios hormonales y los posibles trastornos del sueño asociados. Sin embargo, si experimentas fatiga extrema que te impide realizar tus actividades diarias normales o si se acompaña de otros síntomas preocupantes, como palpitaciones cardíacas o dificultad para respirar, debes buscar atención médica para descartar cualquier afección subyacente.

‣ **Cambios en la salud cardiovascular**: Durante la menopausia, se tiene un mayor riesgo de desarrollar enfermedades cardiovasculares. Si experimentas síntomas como dolor en el pecho, dificultad para respirar, palpitaciones cardíacas o hinchazón en las piernas, es esencial buscar atención médica de inmediato, ya que podrían ser signos de problemas cardiovasculares graves.

‣ **Problemas de salud mental**: Algunas mujeres pueden experimentar cambios en la salud mental durante la menopausia, como depresión, ansiedad, cambios en el estado de ánimo o trastornos del sueño. Si estos problemas son graves, persistentes y afectan negativamente tu calidad de vida, es importante buscar ayuda médica para recibir el apoyo y tratamiento adecuados.

‣ **Pérdida repentina de la vista o cambios en la visión**: Aunque los cambios en la visión son comunes con la edad, si experimentas una pérdida repentina de la visión o cambios drásticos en tu capacidad para ver, debes buscar atención médica de inmediato, ya que podría ser un signo de afecciones oculares graves que requieren tratamiento urgente.

‣ **Pérdida de la libido**: Durante la menopausia, muchas mujeres experimentan una disminución en el deseo sexual debido a los cambios hormonales y los síntomas relacionados, como sequedad vaginal. Sin embargo, si experimentas una pérdida significativa e inexplicada de la libido que te preocupa o afecta tu relación de pareja, es recomendable hablar con tu médico para explorar opciones de tratamiento y apoyo.

‣ **Problemas gastrointestinales**: Algunas mujeres pueden experimentar cambios en el sistema digestivo durante la menopausia, como aumento de la sensibilidad intestinal, estreñimiento o diarrea. Si estos síntomas son persistentes, graves o se acompañan de sangrado rectal, es importante buscar atención médica para descartar afecciones gastro-intestinales más serias.

Si te preocupa algún síntoma o signo de alarma, es esencial acudir a un médico para un diagnóstico preciso y recibir el tratamiento adecuado según tus necesidades.

PREGUNTAS Y RESPUESTAS

Sumergirse en el complejo universo de la menopausia puede ser una experiencia abrumadora y, a veces, desafiante. Este proceso natural de la vida trae consigo cambios que afectan tanto al cuerpo como a las emociones. Durante esta etapa, es posible que surjan muchas preguntas: ¿Qué está pasando con mi cuerpo? ¿Es normal lo que siento? ¿Cómo puedo cuidar mejor de mi salud? ¿Qué impacto tendrá en mi día a día? Estas y otras inquietudes son absolutamente normales mientras transitas por esta etapa única.

En este capítulo, encontrarás respuestas prácticas y directas que te ayudarán a comprender mejor este proceso, tomar decisiones informadas y afrontarlo con mayor confianza. Este espacio ha sido creado con el propósito de ofrecerte acompañamiento y herramientas claras para que vivas esta etapa con serenidad y seguridad.

Vivimos en una era donde la información es abundante, pero no siempre es fiable. Es crucial distinguir entre datos útiles y aquellos que generan confusión o temor. Por ello, he reunido orientaciones respaldadas por evidencia que se convertirán en tu guía en medio de tantas voces y dudas.

El formato de preguntas y respuestas ha sido diseñado pensando en la practicidad, abordando inquietudes frecuentes tanto de mujeres en menopausia como de sus familias. Las explicaciones son claras, concisas y están enfocadas en brindarte un conocimiento accesible que priorice tu bienestar y calidad de vida.

Aunque la información presentada aquí busca ser de gran ayuda, no reemplaza el asesoramiento médico personalizado. Es esencial mantener una comunicación constante con tu médico, quien podrá aclarar cuestiones específicas y ofrecerte un enfoque ajustado a tus necesidades particulares.

A través de estas páginas, deseo transmitirte calma, apoyo y confianza en este viaje. Más que un libro, que este recurso sea una mano amiga que te inspire y fortalezca, ayudándote a afrontar los desafíos de la menopausia con seguridad y empoderamiento.

100 Preguntas y respuestas

1. ¿Qué es la menopausia?

La menopausia es el momento en la vida de una mujer cuando cesan permanentemente sus periodos menstruales y ya no puede quedar embarazada de forma natural. Se diagnostica después de 12 meses consecutivos sin un periodo menstrual.

2. ¿A qué edad ocurre?

La menopausia generalmente ocurre entre los 45 y 55 años, siendo la media alrededor de los 51 años. Sin embargo, puede ocurrir antes o después de esta franja de edad.

3. ¿Cuáles son los síntomas?

Los síntomas pueden incluir sofocos, sudores nocturnos, cambios de humor, problemas para dormir, sequedad vaginal, y cambios en el deseo sexual. La intensidad y duración de estos síntomas pueden variar.

4. ¿Qué es la perimenopausia?

La perimenopausia es el periodo de transición antes de la menopausia, durante el cual los niveles hormonales comienzan a fluctuar. Puede durar varios años y es común experimentar síntomas similares a los de la menopausia.

5. ¿La menopausia se puede tratar?

Si bien la menopausia es un proceso natural y no una enfermedad, los síntomas incómodos pueden ser tratados. Las opciones incluyen terapia hormonal, fármacos para síntomas específicos (como los antidepresivos para los sofocos), y cambios en el estilo de vida (dieta, ejercicio, etc.).

6. ¿Afecta a la salud ósea?

Sí, la disminución de los niveles de estrógeno durante la menopausia está relacionada con una pérdida de densidad ósea, lo que aumenta el riesgo de osteoporosis. Es importante prestar atención a la salud ósea durante y después de la menopausia.

7. ¿Cómo afecta al riesgo de enfermedades?

La menopausia está asociada con un aumento en el riesgo de ciertas enfermedades, como enfermedades cardiovasculares, debido a la disminución de los niveles de estrógeno que brindan cierta protección cardiovascular.

8. ¿Todas experimentan los mismos síntomas?

No, la experiencia de la menopausia varía ampliamente. Algunas mujeres tienen síntomas severos, mientras que otras apenas los notan.

9. ¿Hay maneras naturales de manejar los síntomas?

Sí, muchas mujeres encuentran alivio a través de cambios en el estilo de vida, como hacer ejercicio regularmente, mantener una dieta saludable y equilibrada, dormir bien, y practicar técnicas de manejo del estrés como el yoga, tai chi o la meditación.

10. ¿Es normal tener sangrado después de la menopausia?

No, el sangrado después de la menopausia no se considera normal y debe ser evaluado por un médico, ya que puede ser un signo de condiciones de salud serias.

11. ¿Cómo se diagnostica?

La menopausia se diagnostica clínicamente después de que una mujer ha tenido 12 meses consecutivos sin un periodo menstrual. A veces se pueden realizar pruebas de sangre para medir los niveles de ciertas hormonas, como la hormona foliculoestimulante (FSH), pero no siempre son necesarias.

12. ¿Qué es la menopausia precoz y cuáles son sus causas?

La menopausia precoz ocurre cuando una mujer experimenta la menopausia antes de los 40 años. Puede ser causada por factores genéticos, enfermedades autoinmunes, cirugías o tratamientos médicos como la quimioterapia, o por razones desconocidas.

13. ¿La terapia hormonal (TH) es segura?

La terapia hormonal implica el uso de medicamentos para reemplazar los estrógenos y, a veces, la progesterona. Puede ser efectiva para aliviar los síntomas de la menopausia, pero no es adecuada para todas las mujeres. Esta terapia utiliza hormonas para aliviar los síntomas de la menopausia, como los sofocos y la sequedad vaginal. Se recomienda generalmente para mujeres con síntomas moderados a severos, pero debe evaluarse individualmente debido a que puede aumentar el riesgo de ciertos problemas de salud, como coágulos sanguíneos y cáncer de mama. Es importante discutir los beneficios y riesgos con un médico.

14. ¿Cómo afecta al peso corporal?

Muchas mujeres experimentan un aumento de peso durante la menopausia. Esto puede deberse a cambios en el metabolismo, disminución de la actividad física, y fluctuaciones hormonales. Mantener un estilo de vida activo y una dieta equilibrada puede ayudar a controlar el peso.

15. ¿Afecta a la salud mental?

Sí, algunas mujeres experimentan cambios de humor, ansiedad o depresión durante la menopausia debido a las fluctuaciones hormonales. Es importante buscar apoyo social o hablar con un profesional de la salud si estos síntomas son preocupantes.

16. ¿Cómo afecta a la salud de la piel?

La disminución de estrógenos puede hacer que la piel pierda elasticidad y humedad, lo que puede llevar a la aparición de arrugas y sequedad. Usar hidratantes adecuados puede ayudar a mantener su salud.

17. ¿Cómo afecta a la función sexual?

La menopausia puede causar sequedad vaginal y disminución del deseo sexual. Lubricantes a base de agua, terapia hormonal y comunicación abierta con la pareja pueden ayudar a manejar estos cambios.

18. ¿Es posible quedar embarazada durante la perimenopausia?

Sí, aunque la fertilidad disminuye durante la perimenopausia, es posible quedar embarazada hasta que se alcance la menopausia completa, ya que aún pueden ocurrir ovulaciones esporádicas. Se recomienda el uso de anticonceptivos si no se desea un embarazo.

19. ¿Existen suplementos que puedan ayudar con sus síntomas?

Algunos suplementos, como el cohosh negro, la salvia, el trébol rojo o las isoflavonas de soja, entre otros, pueden ayudar con los síntomas.

20. ¿Afecta al cabello?

Sí, algunas mujeres experimentan adelgazamiento del cabello o pérdida de cabello durante la menopausia debido a los cambios hormonales. Los tratamientos pueden incluir productos para el crecimiento del cabello y cambios en la dieta.

21. ¿Cómo afecta a la vejiga y al control de la misma?

Durante la menopausia, la disminución de estrógenos puede debilitar los músculos que sostienen la vejiga y la uretra, lo que puede llevar a la incontinencia urinaria o a un aumento en la frecuencia urinaria. Ejercicios como los de Kegel pueden ayudar a fortalecer estos músculos.

22. ¿Qué es la menopausia quirúrgica?

La menopausia quirúrgica ocurre cuando se extirpan los ovarios mediante cirugía, lo que puede ser necesario debido a condiciones médicas como el cáncer de ovario. Esto provoca una disminución brusca de las hormonas y puede causar síntomas más intensos de la menopausia.

23. ¿Puede influir la dieta influir en los síntomas?

Sí, una dieta equilibrada rica en frutas, verduras, granos enteros y proteínas magras puede ayudar a manejar los síntomas de la menopausia. Evitar alimentos y bebidas que desencadenen síntomas, como la cafeína en exceso o el alcohol, también es beneficioso.

24. ¿Existen pruebas genéticas para predecir la menopausia?

Actualmente, no hay pruebas genéticas ampliamente disponibles para predecir cuándo ocurrirá la menopausia. Sin embargo, la edad de la menopausia puede tener un componente hereditario, por lo que conocer el historial familiar puede ofrecer algunas pistas.

25. ¿Qué papel juegan los fitoestrógenos?

Los fitoestrógenos son compuestos vegetales que pueden imitar el estrógeno en el cuerpo. Se encuentran en alimentos como la soja, las semillas de lino y los granos enteros, y pueden ayudar a aliviar algunos síntomas de la menopausia.

26. ¿Cómo afecta al sueño?

Muchas mujeres experimentan problemas de sueño durante la menopausia, como insomnio o interrupciones del sueño debido a los sofocos y sudores nocturnos. Establecer una rutina de sueño regular y crear un ambiente propicio para dormir puede ayudar a mejorar la calidad del sueño.

27. ¿Cuáles son las implicaciones para la salud cerebral?

La menopausia puede estar asociada con cambios cognitivos, como problemas de memoria o dificultad para concentrarse, aunque estos síntomas suelen ser temporales. Mantener un cerebro activo a través de actividades mentales es beneficioso.

28. ¿Es normal experimentar dolor articular?

Sí, los cambios hormonales pueden contribuir a la inflamación y al dolor articular. El ejercicio regular y una dieta antiinflamatoria pueden ayudar a manejar estos síntomas.

29. ¿Puede influir en la salud del corazón?

La disminución de estrógenos durante la menopausia puede aumentar el riesgo de enfermedades cardíacas, por lo que es importante mantener un estilo de vida saludable, incluyendo una dieta equilibrada y ejercicio regular.

30. ¿Qué es la osteoporosis y cómo se relaciona con la menopausia?

La osteoporosis es una condición en la que los huesos se vuelven frágiles y propensos a fracturas. La disminución de estrógenos durante la menopausia puede acelerar la pérdida de masa ósea. Consumir suficiente calcio y vitamina D, y realizar ejercicios de peso, ayuda a fortalecer los huesos.

31. ¿Cómo puede ayudar la hidratación a aliviar los síntomas?

Mantenerse bien hidratada puede ayudar a aliviar la sequedad de la piel y las membranas mucosas, así como a reducir la fatiga y mejorar la concentración.

32. ¿Cómo cambia el riesgo de cáncer con la menopausia?

El riesgo de ciertos tipos de cáncer, como el cáncer de mama y de endometrio, puede aumentar con la edad y los cambios hormonales que ocurren durante la menopausia. Es importante realizarse chequeos regulares y discutir con tu médico cualquier factor de riesgo personal.

33. ¿Cuánto tiempo duran los síntomas?

La duración e intensidad de los síntomas varían de una mujer a otra. Los sofocos y otros síntomas pueden durar desde unos pocos meses hasta varios años, con una duración promedio de unos 4 a 5 años.

34. ¿Cómo afecta a la salud bucal?

La menopausia puede aumentar el riesgo de problemas bucales, como la sequedad bucal y la enfermedad periodontal. Mantener una buena higiene oral y realizar visitas regulares al dentista es crucial durante esta etapa.

35. ¿Qué papel juega el ejercicio?

El ejercicio regular ayuda a controlar el peso, mejora el estado de ánimo, fortalece los huesos y músculos, reduce el riesgo de enfermedades cardiovasculares y puede reducir la intensidad de los sofocos. Actividades como caminar, nadar, yoga, y entrenamiento de resistencia son especialmente beneficiosas.

36. ¿Puede afectar a la visión?

Aunque la menopausia no afecta directamente la visión, la disminución de estrógenos puede contribuir a la sequedad ocular. Usar lágrimas artificiales y proteger los ojos puede ayudar a aliviar la sequedad.

37. ¿Qué es el síndrome genitourinario de la menopausia?

Este síndrome incluye síntomas como sequedad vaginal, irritación, y problemas urinarios que ocurren debido a la disminución de estrógenos. Los tratamientos pueden incluir lubricantes, hidratantes vaginales, y terapia hormonal local.

38. ¿Las mujeres transgénero experimentan menopausia?

Las mujeres transgénero que han tenido cirugía de afirmación de género para extirpar los ovarios o que toman terapia hormonal pueden experimentar síntomas similares a los de la menopausia debido a cambios en los niveles hormonales.

39. ¿La acupuntura es efectiva para tratar los síntomas?

Algunos estudios confirman que la acupuntura puede aliviar síntomas como los sofocos en algunas mujeres.

40. ¿Cómo puede beneficiar el apoyo emocional?

Contar con un sistema de apoyo emocional, ya sea a través de amigos, familiares o grupos de apoyo, puede ayudar a las mujeres a manejar mejor los cambios emocionales y físicos asociados con la menopausia.

41. ¿Qué es la menopausia prematura y cómo se diferencia de la natural?

La menopausia prematura se refiere a la aparición de la menopausia antes de los 40 años. Puede ocurrir debido a factores genéticos, enfermedades autoinmunes o tratamientos médicos como la quimioterapia. Se diferencia de la menopausia natural, que generalmente ocurre entre los 45 y 55 años.

42. ¿Por qué es importante la vitamina D?

La vitamina D es crucial para la salud ósea, ya que ayuda al cuerpo a absorber el calcio. Durante la menopausia, el riesgo de pérdida ósea aumenta, por lo que asegurarse de tener suficiente vitamina D y tomar el sol es importante.

43. ¿El ejercicio de resistencia puede ser beneficioso?

Sí, el ejercicio de resistencia puede ayudar a mantener la masa muscular, mejorar la densidad ósea y aumentar el metabolismo, lo cual es beneficioso durante la menopausia. Algunos ejercicios recomendables son el levantamiento de pesas, el uso de bandas elásticas, las sentadillas y la plancha o las flexiones.

44. ¿El aumento de peso es inevitable?

No es inevitable, pero es común. Los cambios hormonales, junto con una disminución del metabolismo, pueden contribuir al aumento de peso.

45. ¿Cómo influye el estrés?

El estrés puede intensificar los síntomas de la menopausia, como los sofocos, el insomnio y los cambios de humor. Técnicas de manejo del estrés, como la meditación, la respiración profunda, el yoga o la terapia, pueden ser útiles para reducir estos efectos.

46. ¿Cómo afecta a la libido?

Muchas mujeres experimentan una disminución en el deseo sexual durante la menopausia debido a los cambios hormonales, la sequedad vaginal y otros factores emocionales. Hablar abiertamente con la pareja y consultar con un médico puede ayudar a encontrar soluciones.

47. ¿La medicina herbal es efectiva para tratar los síntomas?

Muchas mujeres encuentran alivio en remedios herbales como el cohosh negro, el trébol rojo, la salvia, las isoflavonas de soja o el ginseng, entre otros.

48. ¿Es normal experimentar cambios en el ciclo menstrual antes de la menopausia?

Sí, es completamente normal. Durante la perimenopausia, los ciclos menstruales pueden volverse irregulares, más cortos o más largos, y el flujo puede variar en cantidad.

49. ¿Qué son los sofocos y por qué ocurren?

Los sofocos son una sensación repentina de calor que afecta principalmente la cara, el cuello y el pecho. Ocurren debido a cambios en la regulación de la temperatura corporal causados por la disminución de los niveles de estrógenos.

50. ¿Cómo puede ayudar la terapia cognitivo-conductual (TCC)?

La TCC puede ayudar a manejar los síntomas de la menopausia, como los sofocos, los cambios de humor, la ansiedad y la depresión, al proporcionar estrategias para cambiar patrones de pensamiento y comportamiento.

51. ¿Cómo afecta a la salud cardiovascular?

La disminución de estrógenos durante la menopausia puede aumentar el riesgo de enfermedades cardiovasculares, como hipertensión y aterosclerosis. Mantener un estilo de vida saludable, que incluya una dieta equilibrada y ejercicio regular, es crucial para la salud del corazón.

52. ¿Se necesita seguir usando anticonceptivos durante la perimenopausia?

Sí, las mujeres pueden seguir siendo fértiles durante la perimenopausia, por lo que es importante continuar usando métodos anticonceptivos hasta que no hayan tenido un período menstrual durante 12 meses consecutivos.

53. ¿Qué es la postmenopausia y qué cambios ocurren durante este período?

La postmenopausia es la etapa después de la menopausia, cuando una mujer no ha tenido un período menstrual durante 12 meses consecutivos. Durante esta etapa, los síntomas de la menopausia pueden disminuir, pero el riesgo de ciertas condiciones de salud, como la osteoporosis y enfermedades cardíacas, puede aumentar.

54. ¿Cómo se puede manejar la sequedad vaginal?

La sequedad vaginal puede manejarse con el uso de lubricantes a base de agua, hidratantes vaginales y, en algunos casos, terapia hormonal local.

55. ¿Qué papel juega la dieta en la gestión de los síntomas?

Una dieta rica en frutas, verduras, granos enteros y proteínas magras puede ayudar a manejar los síntomas de la menopausia. Reducir el consumo de cafeína, alcohol y alimentos picantes puede disminuir los sofocos.

56. ¿Es normal experimentar pérdida de memoria o dificultad para concentrarse?

Sí, algunas mujeres reportan problemas de memoria y concentración durante la menopausia, conocidos como "niebla mental". Estos problemas suelen ser temporales. Mantener la mente activa, dormir lo suficiente y reducir el estrés puede ayudar. Consulta a un profesional si los problemas persisten.

57. ¿Qué es la menopausia inducida?

La menopausia inducida se refiere a la menopausia que ocurre como resultado de tratamientos médicos, como la quimioterapia o la radioterapia, que dañan los ovarios.

58. ¿La menopausia inducida quirúrgicamente puede ser diferente de la menopausia natural?

Sí, la menopausia inducida quirúrgicamente, que ocurre cuando los ovarios son extirpados, provoca una caída abrupta en los niveles hormonales, lo que puede resultar en síntomas más severos en comparación con la menopausia natural.

59. ¿Qué tipo de ejercicios son recomendables?

Se recomienda una combinación de ejercicios cardiovasculares, ejercicios de fuerza y de flexibilidad. El yoga y el tai chi también pueden ser beneficiosos para el bienestar físico y mental.

60. ¿Qué son las isoflavonas y cómo pueden ayudar?

Las isoflavonas son compuestos vegetales que se encuentran en alimentos como la soja y que tienen una estructura similar a los estrógenos. Algunas investigaciones concluyen que pueden ayudar a aliviar los sofocos.

61. ¿Qué papel juega la nutrición en la gestión de los síntomas?

Una dieta equilibrada rica en frutas, verduras, granos enteros y proteínas magras puede ayudar a manejar los síntomas de la menopausia y reducir el riesgo de enfermedades asociadas, como la osteoporosis y las enfermedades del corazón.

62. ¿Cómo pueden ayudar las técnicas de respiración?
Las técnicas de respiración profunda pueden ser útiles para manejar el estrés y reducir la intensidad de los sofocos. Practicar regularmente puede mejorar el bienestar general.

63. ¿El yoga puede ayudar con los síntomas?
Sí, el yoga puede ser beneficioso para reducir el estrés, mejorar el estado de ánimo, mejorar la flexibilidad, mejorar el sueño y aliviar algunos síntomas físicos de la menopausia, como los sofocos y los problemas de sueño.

64. ¿Puede afectar al sentido del olfato y del gusto?
Algunas mujeres informan cambios en su sentido del olfato y el gusto durante la menopausia, aunque no es un síntoma muy común.

65. ¿Qué papel juega el magnesio en el manejo de los síntomas?
El magnesio puede ayudar a mejorar el sueño, reducir la ansiedad y aliviar los calambres musculares, lo cual puede ser beneficioso para las mujeres que experimentan estos síntomas durante la menopausia.

66. ¿Qué es el síndrome climatérico?
El síndrome climatérico se refiere al conjunto de síntomas físicos y emocionales que algunas mujeres experimentan durante la transición a la menopausia, incluyendo sofocos, sudores nocturnos y cambios de humor.

67. ¿Qué papel juegan los probióticos durante esta etapa?
Los probióticos pueden ayudar a mantener un equilibrio saludable de bacterias en el intestino, lo que puede influir en la digestión, el sistema inmunológico y el bienestar general durante la menopausia.

68. ¿Cómo pueden ayudar los suplementos?

Algunos suplementos, como el calcio, la vitamina D y los ácidos grasos omega-3, entre otros, pueden apoyar la salud durante la menopausia.

69. ¿Qué es la densitometría ósea y por qué es importante durante la menopausia?

La densitometría ósea es una prueba que mide la densidad mineral ósea. Es importante durante la menopausia para evaluar el riesgo de osteoporosis y planificar estrategias de prevención.

70. ¿La menopausia nos afecta de la misma manera?

No, la experiencia de la menopausia varía significativamente entre personas. Factores como la genética, el estilo de vida y la salud general pueden influir en la severidad y el tipo de síntomas experimentados.

71. ¿Qué es el síndrome metabólico y cómo se relaciona con la menopausia?

El síndrome metabólico es un grupo de condiciones que aumentan el riesgo de enfermedad cardíaca y diabetes. La menopausia puede aumentar el riesgo de síndrome metabólico debido a cambios hormonales y en la distribución de la grasa corporal.

72. ¿Qué es la disfunción sexual durante la menopausia y cómo puede abordarse?

La disfunción sexual puede incluir falta de deseo, dolor durante las relaciones sexuales o dificultad para alcanzar el orgasmo. Hablar con un profesional de salud y considerar tratamientos como la terapia hormonal o lubricantes puede ser útil.

73. ¿Qué son los ejercicios de Kegel y cómo pueden ayudar?

Los ejercicios de Kegel fortalecen los músculos del suelo pélvico, lo que puede ayudar a prevenir la incontinencia urinaria, un problema común durante y después de la menopausia.

74. ¿Cómo puede ayudar la meditación?

La meditación puede ayudar a reducir el estrés, mejorar el sueño y manejar los cambios emocionales durante la menopausia. Incorporar la meditación en la rutina diaria puede ser muy beneficioso.

75. ¿Qué es el índice de masa corporal (IMC) y por qué es relevante?

El IMC es una medida que relaciona el peso con la altura. Durante la menopausia, mantener un IMC saludable es importante para reducir el riesgo de enfermedades cardiovasculares y otros problemas de salud.

76. ¿Cómo se puede manejar la pérdida de masa muscular?

La disminución de estrógenos puede llevar a la pérdida de masa muscular. Incorporar ejercicios de resistencia y entrenamiento con pesas, además de asegurar una ingesta adecuada de proteínas, puede ayudar a mantener la masa muscular.

77. ¿El consumo de cafeína afecta a los síntomas?

La cafeína puede exacerbar los sofocos y afectar la calidad del sueño en algunas personas. Reducir su consumo puede ayudar a aliviar estos síntomas.

78. ¿Cómo afectan los cambios hormonales al sistema digestivo?

Los cambios hormonales pueden afectar la digestión, causando síntomas como hinchazón, gases y cambios en los hábitos intestinales. Mantener una dieta rica en fibra y beber suficiente agua puede ayudar.

79. ¿Qué es la atrofia vaginal y cómo puede tratarse?

La atrofia vaginal es el adelgazamiento y la inflamación de las paredes vaginales debido a la disminución de estrógenos. Los tratamientos incluyen lubricantes, hidratantes vaginales y terapia hormonal local.

80. ¿Qué papel juega el calcio durante esta etapa?

El calcio es fundamental para la salud ósea, especialmente durante la menopausia, cuando el riesgo de osteoporosis aumenta. Asegurarse de consumir suficiente calcio a través de la dieta o suplementos es importante.

81. ¿Qué papel juegan los antioxidantes en la dieta?

Los antioxidantes ayudan a combatir el estrés oxidativo, que puede aumentar durante la menopausia. Consumir alimentos ricos en antioxidantes como bayas, nueces y verduras puede ser beneficioso.

82. ¿Cuáles son los efectos en el sistema inmunológico?

Los cambios hormonales pueden influir en el sistema inmunológico, aunque la relación exacta no está completamente entendida. Llevar un estilo de vida saludable es importante para mantener un sistema inmunológico fuerte.

83. ¿Qué es la terapia con láser vaginal y cómo puede ayudar?

La terapia con láser vaginal es un tratamiento que utiliza tecnología láser para mejorar la salud vaginal, aliviando síntomas como la sequedad y la irritación. Es importante discutir este tratamiento con un médico para evaluar su idoneidad.

84. ¿Cómo puede influir la música influir en el estado de ánimo?

Escuchar música puede tener un efecto positivo en el estado de ánimo, ayudando a reducir el estrés y mejorar el bienestar emocional durante la menopausia.

85. ¿Cómo puede beneficiar el tai chi?

El tai chi es una práctica de meditación en movimiento que puede mejorar el equilibrio, la flexibilidad y el bienestar mental, ayudando a manejar los síntomas físicos y emocionales de la menopausia.

86. ¿Qué son los adaptógenos y cómo pueden influir en los síntomas?

Los adaptógenos son hierbas que ayudan al cuerpo a adaptarse al estrés. Algunos, como el ginseng y la ashwagandha, pueden ayudar a aliviar la fatiga y mejorar el bienestar general durante la menopausia.

87. ¿Cómo puede ayudar la meditación mindfulness?

La meditación mindfulness puede ayudar a reducir el estrés, mejorar el sueño y aumentar la conciencia emocional, lo que puede ser beneficioso para las mujeres que experimentan síntomas de la menopausia.

88. ¿Cómo puede beneficiar la escritura expresiva?

La escritura expresiva puede ser una herramienta útil para procesar emociones y reducir el estrés, proporcionando un espacio para reflexionar sobre las experiencias y cambios que ocurren durante la menopausia.

89. ¿Cuáles son los beneficios de llevar un diario durante esta etapa?

Llevar un diario puede ser una herramienta útil para procesar emociones, identificar patrones y desencadenantes de síntomas, y establecer metas de salud y bienestar.

90. ¿Qué papel juega la hidratación en el manejo de los síntomas?

Mantener una buena hidratación es importante para la salud general y puede ayudar a aliviar la sequedad de la piel y las membranas mucosas, así como a mejorar la energía y la concentración.

91. ¿Qué es la terapia de yoga hormonal y cómo puede ayudar?

La terapia de yoga hormonal es una forma de yoga que se centra en estimular el sistema endocrino para equilibrar las hormonas. Puede ayudar a aliviar los síntomas de la menopausia y mejorar el bienestar general.

92. ¿Cómo puede ser el arte una forma de terapia?

El arte puede ser una forma poderosa de expresión y terapia, ayudando a las mujeres a procesar sus emociones y experimentar un sentido de logro y relajación.

93. ¿Cómo puede ayudar la aromaterapia a aliviar los síntomas?

La aromaterapia, que utiliza aceites esenciales, puede ser útil para aliviar el estrés, mejorar el sueño y reducir la ansiedad.

Algunos aceites comunes incluyen lavanda, geranio, salvia y rosa.

94. ¿Qué tipos de terapias hormonales existen hasta el momento?

Hasta el momento, existen varios tipos de terapias hormonales, como la terapia con estrógenos, la terapia combinada de estrógenos y progestágenos, la terapia local con estrógenos, la terapia bioidéntica, entre otros.

95. ¿Qué son los estrógenos bioidénticos?

Los Estrógenos Bioidénticos son hormonas que son químicamente idénticas a las producidas por el cuerpo humano. Se utilizan como una alternativa en la terapia hormonal, aunque su seguridad y eficacia aún requieren más investigación.

96. ¿En qué consiste la terapia local con estrógenos?

La Terapia Local con Estrógenos implica la aplicación de cremas, anillos o tabletas vaginales de estrógenos, enfocándose en aliviar síntomas locales como la sequedad vaginal sin afectar significativamente el resto del cuerpo.

97. ¿Qué es la terapia con estrógenos (ET)?

La Terapia con Estrógenos consiste en tomar estrógenos solos, generalmente recomendada para mujeres que han tenido una histerectomía, ya que no hay riesgo de cáncer de endometrio.

98. ¿Qué es la terapia combinada de estrógenos y progestágenos (EPT)?

La terapia combinada de estrógenos y progestágenos incluye tanto estrógenos como progestágenos y está recomendada para mujeres con útero intacto, ya que el progestágeno ayuda a proteger el revestimiento del útero.

99. ¿Qué es la terapia de reemplazo hormonal bioidéntica?

Es una forma de terapia hormonal que utiliza hormonas químicamente idénticas a las producidas por el cuerpo humano. Se promociona como una alternativa más "natural" a la terapia hormonal convencional, aunque se necesita más investigación sobre su seguridad y eficacia.

100. ¿Cómo difiere la terapia hormonal bioidéntica de la TRH tradicional?

La terapia de reemplazo bioidéntica utiliza hormonas que son químicamente idénticas a las que produce el cuerpo humano. Algunas mujeres prefieren esta opción debido a su origen más "natural", pero es importante discutirla con un médico.

PLAN PRACTICO RECOMENDADO

Aquí tienes una guía completa y accesible para tratar los síntomas de la menopausia de manera efectiva. Este plan abarca los aspectos importantes para que recuperes tu bienestar, abordando todo con un enfoque integral y práctico. ¡Toma nota y empecemos juntas este viaje de transformación!

‣ **Identifica las causas principales**: El primer paso hacia el alivio es comprender qué desencadena tus síntomas. Descubre las causas y enfréntalas, eliminando o reduciendo al máximo esos factores que empeoran tu bienestar. En el capítulo "La menopausia", encontrarás recursos detallados en las secciones "Causas de los diferentes tipos de menopausia" y "Disminución de los síntomas y prevención", especialmente diseñadas para guiarte en este proceso.

‣ **Suplementos**: Incorpora suplementos nutricionales adecuados para acelerar la recuperación de tus síntomas. La clave está en personalizarlos según tus necesidades. El capítulo siguiente ofrece una lista selecta de complementos que reforzarán tu cuerpo y facilitarán el manejo de esta etapa.

‣ **Fitoterapia**: Aprovecha el poder de la fitoterapia. Las plantas medicinales y las recetas presentadas en el capítulo "Plantas medicinales" son una herramienta natural para mejorar tu calidad de vida. Aplicar estas soluciones puede hacer que el proceso sea más fácil y efectivo.

‣ **Alimentación adaptada a tus necesidades**: La alimentación es un pilar esencial durante la menopausia, ya que una dieta equilibrada transformará tu bienestar. Prioriza los alimentos que benefician tu cuerpo y evita aquellos que agravan los síntomas. En los capítulos "Alimentos que transforman" y "Zumos y jugos" encontrarás más de 50 recetas prácticas y efectivas, como zumos que reducen la hinchazón abdominal, apoyan la pérdida de peso y opciones nutritivas que equilibran tus hormonas mientras mejoran tu estado general. Adoptar estos hábitos no solo aliviará tus síntomas, sino que fortalecerá tu salud a largo plazo.

‣ **Fármacos**: Si ciertos medicamentos, independientemente de la dolencia o enfermedad para la que hayan sido recetados, parecen empeorar tus síntomas o provocar nuevos problemas, consúltalo con tu médico. Es fundamental ajustar los tratamientos o valorar alternativas si fuese necesario. No ignores ningún cambio en tu cuerpo que pueda estar relacionado con el uso de tus medicamentos.

‣ **Ejercicio regular**: La actividad física es una herramienta fundamental para sentirte bien durante la menopausia. Realizar ejercicio de manera regular es clave para lograr un mejor equilibrio hormonal, reducir la grasa corporal, prevenir enfermedades cardiovasculares y articulares, y disfrutar de un sueño más reparador. No te limites a rutinas monótonas: elige actividades que verdaderamente te agraden, como caminar, bailar, nadar o practicar cualquier deporte. Lo importante es mantenerte activa varias veces a la semana; tu cuerpo y mente te lo agradecerán.

‣ **Técnicas de relajación**: Las técnicas de relajación son indispensables para cuidar tanto tu cuerpo como tu mente. Estas prácticas son especialmente útiles para reducir el estrés, combatir la irritabilidad y la ansiedad, y mejorar los problemas del sueño asociados a la menopausia. Considera incluir en tu rutina actividades como la meditación o el mindfulness, yoga o tai chi, e incluso ejercicios de respiración profunda. Estas herramientas no solo fortalecerán tu bienestar emocional, sino que también favorecerán tu salud física.

¿Problemas adicionales? Consulta más recursos

Si además de los síntomas de la menopausia estás enfrentando desafíos extra, como ansiedad, trastornos del sueño o alguna condición específica de salud, este es el momento ideal para explorar más soluciones. Te sugiero consultar los recursos que detallo en mis libros, como:

- **Ansiedad**. Alimentos, Suplementos y Plantas Medicinales.
- **Artritis**. Alimentos, Suplementos y Plantas Medicinales.
- **Artrosis**. Alimentos, Suplementos y Plantas Medicinales.
- **Colesterol**. Alimentos, Suplementos y Plantas Medicinales.
- **Fibromialgia**. Alimentos y Plantas Medicinales.
- **Gastritis**. Alimentos, Suplementos y Plantas Medicinales.
- **Hipertensión**. Alimentos y Plantas Medicinales
- **Insomnio**. Alimentos, Suplementos y Plantas Medicinales
- **Reflujo**. Alimentos, Suplementos y Plantas Medicinales
- **SIBO**. Alimentos, Suplementos y Plantas Medicinales
- **Varices**. Alimentos, Suplementos y Plantas Medicinales

Recuerda siempre: cada paso que des hacia el cuidado de tu salud es un auténtico acto de amor contigo misma. Este plan está diseñado para darte la confianza, claridad y apoyo que necesitas para transitar esta etapa de la mejor manera posible. ¡Recuperar tu equilibrio y bienestar está en tus manos, y tú puedes lograrlo!

SUPLEMENTOS NUTRICIONALES

"Los suplementos son pequeños aliados que nos brindan un impulso adicional en nuestro camino hacia una salud óptima" (Dr. Mark Hyman)

En el camino hacia la mejora de nuestra salud y calidad de vida, los suplementos nutricionales han pasado a ser un recurso cada vez más relevante. Estos productos, disponibles en una amplia variedad de formatos –como tabletas, cápsulas, polvos o líquidos fáciles de consumir–, están concebidos para complementar la alimentación diaria mediante el aporte de nutrientes esenciales que, en muchas ocasiones, son difíciles de alcanzar solo a través de los alimentos habituales. Entre sus componentes destacan las vitaminas, minerales, aminoácidos, antioxidantes y otros compuestos bioactivos, todos ellos en proporciones específicas que permiten cubrir incluso las necesidades más exigentes. Esto resulta especialmente útil en casos de dietas restrictivas, desequilibrios alimenticios o cuando el cuerpo necesita un apoyo adicional debido a demandas fisiológicas aumentadas.

Además, la utilidad de los suplementos supera su función como complemento nutricional, abarcando una amplia gama de beneficios adaptados a diferentes necesidades. Desde mejorar el rendimiento físico y aumentar los niveles de energía, hasta facilitar el día a día de quienes llevan vidas aceleradas, ofrecen soluciones prácticas y eficaces. Su importancia se acentúa en situaciones de salud más delicadas, como enfermedades, dolencias específicas o condiciones crónicas; en estos casos, además de reforzar la dieta, los suplementos pueden desempeñar un papel activo ayudando al cuerpo a recuperar funciones alteradas, aliviar ciertos síntomas y apoyar procesos de recuperación más complejos.

Saber cómo incorporar estos suplementos de manera adecuada es esencial para integrarlos eficazmente en un enfoque global de cuidado personal y terapéutico. Esto supone valorar sus beneficios desde una perspectiva científica respaldada por evidencia y, en caso necesario, bajo la orientación de un profesional de la salud. Utilizados con conocimiento y criterio, los suplementos pueden convertirse en herramientas clave para transformar tu bienestar de forma gradual, sostenible y significativa. Recuerda que cada pequeño paso encaminado al cuidado de tu cuerpo es un avance hacia sentirte mejor, con más energía y fuerza para afrontar el día a día. ¡Atrévete a dar ese paso hacia un cambio positivo!

Precauciones esenciales

Es crucial entender que los suplementos pueden tener efectos secundarios, contraindicaciones e interacciones con fármacos. Por ello, asegúrate de leer detenidamente los efectos adversos señalados al final de este capítulo. Además, considera tu estado de salud en general y evita cualquier suplemento que pueda interferir con los fármacos que estés tomando o con otros problemas de salud que ya tengas.

Suplementos nutricionales y menopausia

La menopausia es una etapa de transformación en la vida de la mujer, marcada por cambios hormonales profundos que pueden afectar tanto el cuerpo como la mente. Estos cambios, aunque naturales, suelen venir acompañados de una serie de síntomas que impactan la calidad de vida: sofocos, insomnio, cambios de humor, fatiga, entre otros. Ante este panorama, los suplementos nutricionales se presentan como una valiosa herramienta para apoyar al cuerpo durante esta transición.

En esta guía, abordaremos los suplementos más utilizados en la menopausia, explicando sus beneficios específicos, la dosificación recomendada, el tiempo necesario para notar resultados y el tiempo máximo recomendado de uso continuo. Todos ellos están organizados alfabéticamente para tu comodidad. ¡Descubre cómo puedes darle un impulso a tu bienestar de manera segura y efectiva!

Aceite de borraja

El aceite de borraja es un aceite vegetal que se extrae de las semillas de la planta borraja (Borago officinalis). Contiene un alto contenido de ácido gamma-linolénico (GLA), un tipo de ácido graso omega-6. Durante la menopausia, el aceite de borraja proporciona varios beneficios. A continuación, detallo algunos:

▸ Alivio de los síntomas de la menopausia: El aceite de borraja ayuda a aliviar los síntomas de la menopausia, como los sofocos, la sequedad vaginal, los cambios de humor y los problemas de sueño. Esto se debe a su contenido de GLA, que se convierte en prostaglandinas, sustancias que regulan las respuestas inflamatorias y hormonales en el cuerpo. El GLA ayuda a equilibrar los niveles hormonales y reduce la severidad de los síntomas de la menopausia.

▸ Salud de la piel: Durante la menopausia, muchas mujeres experimentan cambios en la piel, como sequedad, pérdida de elasticidad y arrugas. El aceite de borraja es beneficioso para mantener la salud de la piel. El GLA presente en este aceite ayuda a mejorar la hidratación de la piel, reducir la inflamación y promover la producción de colágeno, lo cual ayuda a mantener una apariencia juvenil y saludable.

▸ Salud cardiovascular: El GLA ayuda a reducir los niveles de colesterol LDL (colesterol "malo"), mejorar la función de los vasos sanguíneos y reducir la inflamación, lo que ayuda a prevenir enfermedades del corazón.

Dosificación:
La dosis diaria media recomendada es alrededor de 1.000-2.000 miligramos, repartidas en dos dosis (mañana y noche). Se puede tomar con las comidas para mejorar la absorción.

Tiempo de inicio de acción:
La mayoría de las personas experimentan los beneficios al cabo de varias semanas de uso continuo.

Tiempo máximo de uso continuado:

En la mayoría de los casos, se puede usar de forma continua a largo plazo. No obstante, es recomendable realizar analíticas anuales. Tu doctor podrá comprobar si se necesita ajustar o suspender la dosis.

Aceite de onagra

El aceite de onagra se obtiene de las semillas de la planta Oenothera biennis, también conocida como prímula nocturna. Contiene ácido gamma-linolénico (GLA), un tipo de ácido graso omega-6, que es especialmente beneficioso durante la menopausia. A continuación, se detallan algunos de ellos:

‣ Alivio de los síntomas: El aceite de onagra es conocido por su capacidad para aliviar los síntomas de la menopausia, como los sofocos, la sequedad vaginal, los cambios de humor y los problemas de sueño. Esto se debe a su contenido de GLA, que se convierte en prostaglandinas, sustancias que regulan las respuestas inflamatorias y hormonales en el cuerpo. El GLA ayuda a equilibrar los niveles hormonales y reducir la severidad de los síntomas de la menopausia.

‣ Salud ósea: El aceite de onagra es beneficioso para la salud ósea debido a su contenido de GLA. El GLA ayuda a estimular la formación de hueso y reducir la pérdida ósea. También se ha demostrado que mejora la absorción de calcio, lo que es esencial para mantener huesos fuertes y saludables.

‣ Salud cardiovascular: El aceite de onagra es beneficioso para la salud cardiovascular debido a su contenido de GLA. El GLA ayuda a regular los niveles de colesterol y triglicéridos en sangre, mejorar la función de los vasos sanguíneos y reducir la inflamación, lo cual ayuda a prevenir enfermedades del corazón.

‣ Salud de la piel: El GLA presente en el aceite de onagra ayuda a mejorar la hidratación de la piel, reducir la inflamación y promover la producción de colágeno, lo que ayuda a mantener una apariencia más joven.

Dosificación:
La dosis diaria recomendada para la menopausia oscila entre 1.000 mg a 1.500 mg al día, dividida en tres dosis (desayuno, almuerzo y cena). Se recomienda tomar con las comidas para facilitar su absorción.

Tiempo de inicio de acción:
El tiempo de inicio de acción puede variar de una persona a otra. La mayoría experimentan los beneficios al cabo de varias semanas de uso regular.

Tiempo máximo de uso continuado:
No hay un tiempo de uso máximo establecido.

Aceite de pescado

El aceite de pescado es conocido por sus beneficios para la salud en general, y también puede ser especialmente beneficioso durante la menopausia. A continuación, se detallan algunos de los beneficios clave en esta etapa de la vida:

▸ Alivio de los síntomas de la menopausia: El aceite de pescado, rico en ácidos grasos omega-3, se ha asociado con la reducción de los síntomas de la menopausia, como los sofocos, los sudores nocturnos y los cambios de humor. Los omega-3 tienen propiedades antiinflamatorias que ayudan a regular el sistema hormonal y disminuir la intensidad y frecuencia de los síntomas.

▸ Salud cardiovascular: Durante la menopausia, algunas mujeres pueden experimentar cambios en los niveles de colesterol y un mayor riesgo de enfermedades cardiovasculares. El aceite de pescado ayuda a mantener la salud cardiovascular al reducir los niveles de triglicéridos en sangre, disminuir la presión arterial y mejorar la función de los vasos sanguíneos. Esto ayuda a reducir el riesgo de enfermedades cardíacas y accidentes cerebrovasculares.

▸ Salud ósea: La menopausia está asociada con la pérdida de densidad ósea y un mayor riesgo de osteoporosis. Los ácidos grasos omega-3 presentes en el aceite de pescado ayudan a fortalecer los huesos y prevenir la pérdida ósea. Además, se ha demostrado que los omega-3 mejoran la absorción de calcio, un mineral esencial para la salud ósea.

‣ Apoyo cognitivo: Durante la menopausia, algunas mujeres pueden experimentar cambios en la función cognitiva, como la disminución de la memoria y la concentración. Los omega-3 presentes en el aceite de pescado son importantes para la salud cerebral y ayudan a mantener una función cognitiva saludable durante esta etapa de la vida.

Dosificación:
Para la menopausia, se sugiere tomar de 2.000-3.000 miligramos de ácidos grasos omega-3, que incluyen EPA y DHA, repartida en dos dosis (mañana y tarde). Es preferible ingerirlo con las comidas para mejorar la absorción.

Tiempo de inicio de acción:
El tiempo de inicio de acción del aceite de pescado puede variar, pero normalmente se considera que los efectos pueden comenzar a notarse después de varias semanas de uso regular.

Tiempo máximo de uso continuado:
En la mayoría de los casos, se puede usar de forma continua a largo plazo. No obstante es recomendable realizar analíticas anuales. Tu doctor podrá comprobar si se necesita ajustar o suspender la dosis.

Ácido fólico

Beneficios:
‣ Salud cardiovascular: El ácido fólico ayuda a reducir los niveles de homocisteína, un aminoácido que, en exceso, puede aumentar el riesgo de enfermedad cardiovascular. Mantener niveles óptimos de ácido fólico contribuye a la salud del corazón y reduce el riesgo de enfermedades cardíacas.

‣ Salud ósea: La menopausia se asocia con una disminución en la densidad ósea y un mayor riesgo de osteoporosis. El ácido fólico desempeña un papel importante en la formación y mantenimiento de huesos saludables, lo cual ayuda a contrarrestar la pérdida ósea durante esta etapa.

Dosificación:
Para la menopausia, se recomienda tomar de 400 a 900 microgramos de ácido fólico al día, en una sola dosis. Puede tomarse por la mañana, en ayunas o con alimentos.

Tiempo de inicio de acción:
El tiempo de inicio de acción del ácido fólico puede variar, pero normalmente se considera que los efectos pueden comenzar a notarse después de algunas semanas de uso regular.

Tiempo máximo de uso continuado:
En cuanto al tiempo máximo, en la mayoría de los casos se puede usar de forma continua a largo plazo si es necesario, especialmente si se prescribe para abordar deficiencias específicas o para mantener la salud general. No obstante, es recomendable realizar analíticas anuales. Tu doctor podrá comprobar si se necesita ajustar la dosis.

Calcio

El calcio es un mineral esencial para la salud ósea y desempeña un papel crucial durante la menopausia. A continuación, detallo algunos de los beneficios clave:

‣ Salud ósea: Durante la menopausia, los niveles de estrógeno disminuyen, lo que puede conducir a una pérdida de densidad ósea y aumentar el riesgo de osteoporosis. El calcio es fundamental para mantener huesos fuertes y saludables, y es especialmente importante durante la menopausia para contrarrestar la pérdida ósea. Una ingesta adecuada de calcio ayuda a prevenir la osteoporosis y reducir el riesgo de fracturas óseas.

‣ Salud cardiovascular: La menopausia también se asocia con un mayor riesgo de enfermedades cardiovasculares. El calcio desempeña un papel en la contracción y relajación de los músculos, incluido el músculo cardíaco. Consumir suficiente calcio ayuda a mantener una función cardíaca saludable y reducir el riesgo de enfermedades del corazón.

‣ Control de peso: Durante la menopausia, muchas mujeres experimentan cambios en la distribución de grasa y pueden tener dificultades para mantener un peso saludable. El calcio puede desempeñar un papel en el control del peso, ya que se ha demostrado que una ingesta adecuada de calcio está asociada con una menor acumulación de grasa y una mayor pérdida de peso en mujeres en esta etapa de la vida.

‣ Salud dental: La menopausia también puede llevar a un aumento del riesgo de enfermedades dentales, como la enfermedad periodontal y la pérdida de densidad ósea en la mandíbula. El calcio es esencial para la salud dental y la formación de dientes fuertes. Consumir suficiente calcio ayuda a mantener una buena salud dental y prevenir problemas relacionados con la menopausia.

Dosificación:
Para la menopausia, la dosis media diaria recomendada oscila entre 1.000 mg a 1.200 mg al día, dividida en dos dosis (mañana y noche). Se suele recomendar tomar con las comidas para mejorar su absorción y para evitar un posible malestar estomacal.

Tiempo de inicio de acción:
El tiempo de inicio de acción del calcio puede variar, pero se considera que su absorción comienza aproximadamente 30 minutos después de ingerirlo.

Tiempo máximo de uso continuado:
Respecto al tiempo máximo de uso, depende de las necesidades individuales, la salud ósea y otros factores personales. Es recomendable realizar analíticas y revisiones anuales. Tu médico te indicará si necesitas ajustar o suspender la dosis.

Cohosh negro

El cohosh negro, también conocido como Cimicifuga racemosa, es una planta medicinal que ha sido utilizada durante siglos para aliviar los síntomas asociados con la menopausia. Contiene compuestos fitoquímicos que tienen efectos similares a los estrógenos en el cuerpo. A continuación, detallo algunos de los beneficios:

▸ Alivio de los sofocos y sudores nocturnos: El cohosh negro ayuda a reducir la frecuencia e intensidad de los sofocos y sudores nocturnos al actuar sobre los receptores de estrógeno en el cuerpo.

▸ Mejora del estado de ánimo y alivio de los cambios de humor: Durante la menopausia, muchas mujeres experimentan cambios de humor, irritabilidad y depresión. Algunos estudios concluyen que el cohosh negro tiene efectos positivos en el estado de ánimo y alivia los síntomas de depresión y ansiedad.

▸ Alivio de la sequedad vaginal: La sequedad vaginal es otro síntoma común durante la menopausia. El cohosh negro ayuda a aliviar la sequedad vaginal al influir en los niveles hormonales y mejorar la lubricación.

▸ Promoción de la salud ósea: Algunos estudios concluyen que el cohosh negro tiene efectos beneficiosos en la salud ósea al influir en el equilibrio hormonal y promover la formación de hueso.

Dosificación:
Se recomienda tomar entre 40 a 80 mg al día repartido en dos dosis (mañana y noche), preferiblemente con las comidas para mejorar su absorción.

Tiempo de inicio de acción:
La mayoría de las personas experimentan los beneficios al cabo de algunas semanas de uso regular.

Tiempo máximo de uso continuado:
La duración máxima de uso seguido no debe exceder los 6 meses. Descansa 1 mes y luego continúa por otros 6 meses.

Dong quai

El Dong Quai, también conocido como Angelica sinensis, es una planta medicinal utilizada en la medicina tradicional china para tratar una variedad de condiciones, incluyendo los síntomas de la menopausia. Según varios estudios científicos, esta planta ofrece varios beneficios para las mujeres durante la menopausia. A continuación, detallo algunos de ellos:

‣ Alivio de los sofocos y sudores nocturnos: El Dong Quai tiene propiedades hormonales similares al estrógeno, lo cual ayuda a equilibrar los niveles hormonales y reducir la frecuencia e intensidad de los sofocos y sudores nocturnos.

‣ Equilibrio hormonal: El Dong Quai ayuda a equilibrar los niveles hormonales en el cuerpo al actuar como un fitoestrógeno, sustancia que imita la estructura y función del estrógeno en el cuerpo. Esto ayuda a aliviar los síntomas relacionados con el desequilibrio hormonal, como los cambios de humor, la sequedad vaginal y la falta de libido.

‣ Mejora de la circulación sanguínea: Durante la menopausia, algunas mujeres pueden experimentar problemas de circulación sanguínea, como manos y pies fríos. El Dong Quai mejora la circulación sanguínea debido a sus propiedades vasodilatadoras, lo que ayuda a reducir la sensación de frío y mejora la salud cardiovascular.

‣ Alivio de la sequedad vaginal: El Dong Quai ayuda a aliviar la sequedad vaginal al mejorar la circulación sanguínea en la zona vaginal y promover la lubricación natural.

Dosificación:
Por lo general, se recomienda una dosis de 1.500-2.000 miligramos al día, repartida en 3 dosis, preferiblemente 30 minutos antes de las comidas o 2 horas después.

Tiempo de inicio de acción:
El tiempo de inicio de acción puede variar de una persona a otra, pero se establece generalmente en pocas semanas de uso

continuo.

Tiempo máximo de uso continuado:
No se ha establecido un tiempo de uso máximo, pero es conveniente descansar cada 6 meses. Descansa 1 mes y luego continúa por otros 6 meses.

Hipérico

El hipérico, también conocido como Hierba de San Juan o St. John's Wort en inglés, es una planta medicinal que ha sido utilizada durante siglos para tratar una variedad de afecciones, incluyendo los síntomas de la menopausia. Esta planta ofrece varios beneficios durante esta etapa de la vida. A continuación, detallo algunos:

▸ Alivio de los síntomas de la depresión y la ansiedad: El hipérico se ha utilizado tradicionalmente como un remedio natural para aliviar estos síntomas y se ha demostrado en varios estudios que tiene efectos antidepresivos y ansiolíticos suaves.

▸ Mejora del sueño: Los problemas de sueño, como el insomnio o los despertares nocturnos, son comunes durante la menopausia. El hipérico ayuda a mejorar la calidad del sueño al actuar como un sedante suave y promover la relajación.

▸ Alivio de los síntomas físicos y emocionales: Además de los síntomas emocionales, muchas mujeres experimentan síntomas físicos durante la menopausia, como fatiga, dolores musculares y cambios en la libido. El hipérico ayuda a aliviar estos síntomas al influir en los neurotransmisores y equilibrar el estado de ánimo y la energía.

Dosificación:
Para la menopausia, se recomienda una dosis diaria de 500 a 1.000 mg dividida en dos dosis (mañana y mediodía), con el estómago vacío, al menos 30 minutos antes de una comida o 2 horas después.

Tiempo de inicio de acción:
El tiempo medio de inicio de acción del hipérico suele comenzar a notarse después de 4 a 6 semanas de uso regular.

Tiempo máximo de uso continuado:
El tiempo máximo recomendado para usar hipérico generalmente es de 12 semanas. Descansa 1 mes y retómalo otros 3 meses.

Isoflavonas de soja

Las isoflavonas de soja son compuestos vegetales que se encuentran en la soja y tienen similitudes estructurales con el estrógeno humano. Durante la menopausia, cuando los niveles de estrógeno disminuyen, las isoflavonas pueden proporcionar beneficios. A continuación, detallo algunos:

‣ Alivio de los síntomas: Tienen propiedades fitoestrogénicas, lo que significa que pueden unirse a los receptores de estrógeno en el cuerpo y ejercer efectos similares. Esto ayuda a aliviar los síntomas de la menopausia, como los sofocos, los sudores nocturnos y los cambios de humor. Las isoflavonas de soja también ayudan a mantener el equilibrio hormonal y reducir la severidad de los síntomas.

‣ Salud ósea: Las isoflavonas de soja ayudan a mantener la salud ósea al estimular la formación de hueso y reducir la pérdida ósea. También se ha demostrado que mejoran la absorción de calcio, lo que es esencial para mantener huesos fuertes y saludables.

‣ Salud cardiovascular: Las isoflavonas de soja pueden tener un efecto protector en la salud cardiovascular al ayudar a reducir los niveles de colesterol LDL (colesterol malo) y aumentar los niveles de colesterol HDL (colesterol bueno). También pueden mejorar la función de los vasos sanguíneos y reducir la inflamación, lo cual ayuda a prevenir enfermedades del corazón.

Nota importante: Aunque las isoflavonas de soja pueden proporcionar beneficios durante la menopausia, es importante tener precaución al consumir soja transgénica. La soja transgénica ha sido modificada genéticamente y puede contener residuos de herbicidas y pesticidas utilizados en su producción. Estos productos químicos pueden tener efectos negativos en la salud. Por lo tanto, se recomienda optar por fuentes de soja orgánicas y no transgénicas para evitar la exposición a estos contaminantes.

Dosificación:
Para la menopausia, se recomienda una dosis diaria de 50 a 150 mg, repartida en dos dosis (mañana y tarde), preferiblemente con las comidas para facilitar su absorción.

Tiempo de inicio de acción:
El tiempo de inicio de acción puede variar, pero en general, se estima que sus efectos pueden comenzar a notarse después de varias semanas de uso regular.

Tiempo máximo de uso continuado:
El tiempo máximo de uso continuado no está claramente establecido. Se recomienda realizar chequeos o analíticas anuales. Tu médico te indicará si necesitas ajustar la dosis.

Maca

La maca, también conocida como Lepidium meyenii, es una planta originaria de los Andes peruanos que ha sido utilizada tradicionalmente como un adaptógeno y afrodisíaco. Esta planta ofrece varios beneficios durante la menopausia. A continuación, detallo algunos:

▸ Alivio de los síntomas: Durante la menopausia, muchas mujeres experimentan una variedad de síntomas, como sofocos, sudores nocturnos, cambios de humor y disminución de la libido. La maca ayuda a aliviar estos síntomas al equilibrar los niveles hormonales y mejorar el bienestar general. La maca actúa sobre el sistema endocrino y ayuda a regular los niveles de hormonas como el estrógeno, la progesterona y la testosterona.

▸ Mejora de la calidad del sueño: La maca ayuda a mejorar la calidad del sueño al promover la relajación y reducir la ansiedad. Además, algunos estudios han demostrado que la maca tiene efectos positivos en la función cognitiva, lo que contribuye a un sueño más reparador.

▸ Aumento de la energía y reducción de la fatiga: Durante la menopausia, muchas mujeres experimentan fatiga y falta de energía. La maca se ha utilizado tradicionalmente como un tónico energizante. Algunos estudios han demostrado que la maca mejora la energía y reduce la fatiga al mejorar la función adrenal y aumentar la producción de energía en el cuerpo.

▸ Mejora de la salud ósea: Algunos estudios en animales han demostrado que la maca tiene efectos positivos en la salud ósea al aumentar la absorción de calcio y mejorar la densidad mineral.

Dosificación:
La dosis diaria media recomendada de maca para la menopausia suele ser de 2 a 4 gramos al día, repartida en dos dosis (mañana y noche). Se puede tomar con o sin comida.

Tiempo de inicio de acción:
El tiempo de inicio de acción puede variar, pero generalmente ocurre dentro de las primeras semanas de uso continuo.

Tiempo máximo de uso continuado:
No existe un límite máximo establecido. Realiza un descanso de 1 mes por cada 12 meses de uso.

Melatonina

La melatonina es una hormona producida naturalmente por el cuerpo humano que regula el ciclo de sueño-vigilia. A continuación, detallo algunos de los beneficios para la menopausia:

▸ Mejora del sueño: Es útil para mejorar la calidad del sueño y regular el ciclo circadiano. Tomar melatonina antes de acostarse ayuda a conciliar el sueño más rápidamente y promueve un sueño más profundo y reparador.

‣ Alivio de los síntomas de la depresión y la ansiedad: La melatonina tiene efectos positivos en el estado de ánimo al regular los ritmos circadianos y mejorar la calidad del sueño. Además, tiene propiedades antioxidantes y antiinflamatorias que ayudan a reducir la inflamación y mejorar el bienestar emocional.

‣ Protección cardiovascular: Posee efectos protectores para el sistema cardiovascular al disminuir la presión arterial, reducir el estrés oxidativo y mejorar la función endotelial.

Dosificación:
La dosis diaria media recomendada de melatonina para la menopausia suele ser de 1 a 4 miligramos. Tómala por la noche, una hora antes de acostarte. Se puede tomar con o sin comida.

Tiempo de inicio de acción:
El tiempo de inicio de acción puede variar, pero generalmente ocurre dentro de una hora después de tomarla.

Tiempo máximo de uso continuado:
No existe un límite estricto establecido. Realiza chequeos médicos anualmente.

Probióticos

Los probióticos son microorganismos vivos que, cuando se consumen en cantidades adecuadas, proporcionan beneficios para la salud. Estos microorganismos ofrecen varios beneficios en la menopausia. A continuación, detallo algunos:

‣ Mejora de la salud vaginal: Durante la menopausia, muchas mujeres experimentan cambios en la flora vaginal, lo que puede llevar a un mayor riesgo de infecciones, sequedad vaginal y molestias. Los probióticos ayudan a restablecer el equilibrio de la flora vaginal al promover el crecimiento de bacterias beneficiosas, como Lactobacillus, y reducen el crecimiento de bacterias dañinas. Esto ayuda a reducir el riesgo de infecciones vaginales, aliviar la sequedad y mejorar la salud general de la vagina.

‣ Alivio de los síntomas gastrointestinales: Durante la menopausia, algunas mujeres pueden experimentar síntomas gastrointestinales, como hinchazón, estreñimiento o diarrea. Los probióticos ayudan a mejorar la salud del tracto digestivo al equilibrar la flora intestinal y promover la digestión adecuada. Además, algunos estudios han demostrado que los probióticos tienen efectos positivos en la función del sistema inmunológico intestinal, lo cual ayuda a reducir la inflamación y mejora la salud digestiva en general.

‣ Mejora del estado de ánimo y la salud mental: Los probióticos tienen efectos positivos en la salud mental al influir en la producción de neurotransmisores y mejorar la comunicación entre el intestino y el cerebro. Algunos estudios han encontrado una asociación entre el consumo de probióticos y una reducción en los síntomas de depresión y ansiedad.

‣ Apoyo a la salud ósea: Algunos estudios han concluido que ciertas cepas de probióticos ayudan a mejorar la absorción de calcio y aumentan la densidad mineral ósea.

Dosificación:
La dosis diaria media recomendada para la menopausia generalmente se encuentra entre 1 a 10 mill millones de UFC (unidades formadora de colonias), aunque puede variar dependiendo del tipo de probiótico. Los probióticos se pueden tomar con o sin comida y en cualquier momento del día. Sigue las indicaciones del fabricante.

Tiempo de inicio de acción:
El tiempo de inicio de acción puede variar, pero generalmente suele ocurrir dentro de las primeras semanas de uso continuo.

Tiempo máximo de uso continuado:
No existe un tiempo máximo establecido, pero se sugiere tomarlos a largo plazo para mantener un equilibrio saludable de la microbiota intestinal.

Salvia

La salvia es una hierba medicinal que se ha utilizado durante siglos en la medicina tradicional para tratar una variedad de afecciones, incluyendo los síntomas de la menopausia. Esta planta ofrece varios beneficios en la menopausia. A continuación, se detallan algunos:

‣ Alivio de los sofocos: Los sofocos son uno de los síntomas más comunes y molestos de la menopausia. La salvia tiene propiedades fitoestrogénicas, lo que significa que contiene compuestos que imitan el efecto del estrógeno en el cuerpo. Estos compuestos ayudan a equilibrar los niveles hormonales y reducen la frecuencia y la intensidad de los sofocos.

‣ Mejora de los síntomas de la sequedad vaginal: La salvia ayuda a aliviar estos síntomas al estimular la producción de lubricación vaginal. Además, tiene propiedades antiinflamatorias y antioxidantes ayudan a mejorar la salud general de la vagina.

‣ Alivio de los síntomas del estado de ánimo: La salvia tiene propiedades antidepresivas y ansiolíticas que ayudan a mejorar el estado de ánimo y reducen los síntomas de la depresión y la ansiedad.

‣ Mejora de la función cognitiva: Durante la menopausia, muchas mujeres pueden experimentar problemas de memoria, dificultad para concentrarse y cambios en la función cognitiva. La salvia tiene efectos positivos en la función cerebral y mejora la memoria y la concentración. Algunos estudios han encontrado que su consumo mejora el rendimiento cognitivo en mujeres menopáusicas.

Dosificación:
Para la menopausia, se recomienda de 400 a 800 mg de extracto de salvia al día, dos veces al día (mañana y tarde), y con las comidas para ayudar en su absorción y mejorar la tolerancia gástrica.

Tiempo de inicio de acción:
El tiempo de inicio de acción puede variar, pero generalmente los efectos empiezan a notarse después de varias semanas de uso regular.

Tiempo máximo de uso continuado:
Generalmente se recomienda tomar 3 meses seguidos y descansar 1 mes.

Valeriana

La raíz de valeriana es una hierba medicinal que se ha utilizado durante siglos para aliviar el estrés, promover el sueño y aliviar la ansiedad. Esta planta ofrece varios beneficios durante la menopausia. A continuación, detallo algunos de ellos:

‣ Alivio de los síntomas del estrés y la ansiedad: La raíz de valeriana se ha utilizado tradicionalmente como un remedio natural para aliviar la ansiedad y el estrés. Los compuestos activos presentes en la raíz de valeriana, como los ácidos valérico y gamma-aminobutírico (GABA), tienen efectos relajantes y sedantes, lo que ayuda a reducir los síntomas de ansiedad y mejora el bienestar emocional.

‣ Mejora del sueño: La raíz de valeriana se ha utilizado tradicionalmente como un remedio natural para promover el sueño y mejorar la calidad del mismo. Los compuestos presentes en la raíz de valeriana interactúan con los receptores GABA en el cerebro, lo que promueve la relajación y ayuda a conciliar el sueño más rápidamente.

‣ Alivio de los síntomas de la tensión muscular y el dolor: Durante la menopausia, algunas mujeres pueden experimentar tensión muscular, dolores articulares y molestias. La raíz de valeriana tiene propiedades relajantes y analgésicas que ayudan a aliviar estos síntomas. Al reducir la tensión muscular y promover la relajación, la raíz de valeriana contribuye a mejorar la comodidad y el bienestar físico durante la menopausia.

Dosificación:
Por lo general, se recomienda una dosis de 400-1.000 miligramos al día, por la noche, una hora antes de acostarse para ayudar a promover el sueño. Se puede tomar con o sin comida.

Tiempo de inicio de acción:
El tiempo de inicio de acción de la valeriana generalmente oscila entre 30 minutos a 1 hora después de tomarla.

Tiempo máximo de uso continuado:
No se debe de tomar valeriana por más de 15 días seguidos, para evitar la posible tolerancia o dependencia y porque su efectividad a largo plazo no está bien establecida. Tómala 15 días seguidos y descansa una semana. Durante el descanso, puedes optar por tomar otra planta, como la pasiflora, la melisa o la tila.

Vitamina B12

La vitamina B12 es esencial para el funcionamiento adecuado del sistema nervioso y la producción de glóbulos rojos. Durante la menopausia, la vitamina B12 puede ofrecer los siguientes beneficios:

‣ Energía y vitalidad: La vitamina B12 juega un papel crucial en el metabolismo de los nutrientes, lo que ayuda a convertir los alimentos en energía utilizable. Durante la menopausia, cuando algunas mujeres pueden experimentar fatiga y falta de energía, mantener niveles adecuados de vitamina B12 es beneficioso para mantener la vitalidad.

‣ Salud cognitiva: La vitamina B12 desempeña un papel fundamental en la función cerebral y la salud cognitiva. Algunas mujeres pueden experimentar cambios en la memoria y la concentración. Mantener niveles adecuados de vitamina B12 apoya la salud cerebral y ayuda a mantener una función cognitiva saludable.

Dosificación:

Para la menopausia, la dosis diaria recomendada es de 1.500 a 2.400 microgramos, preferiblemente por la mañana, con o sin alimentos.

Tiempo de inicio de acción:
El tiempo de inicio de acción de la vitamina B12 puede variar, pero generalmente se comienzan a notar sus efectos después de varias semanas de uso regular.

Tiempo máximo de uso continuado:
Esta vitamina es considerada segura incluso a dosis altas durante largos períodos de tiempo, pero se recomiendan chequeos y/o análisis de sangre al menos una vez al año, especialmente para personas con dietas vegetarianas o veganas, ya que corren un mayor riesgo de deficiencia.

Vitamina D

La vitamina D es un nutriente esencial para la salud ósea y desempeña un papel importante durante la menopausia. A continuación, detallo algunos de los beneficios clave en esta etapa de la vida:

‣ Salud ósea: La vitamina D juega un papel crucial en la absorción y utilización del calcio, lo que ayuda a mantener huesos fuertes y saludables. Una ingesta adecuada de vitamina D ayuda a prevenir la osteoporosis y reducir el riesgo de fracturas óseas.

‣ Salud cardiovascular: La vitamina D tiene efecto protector en la salud cardiovascular al regular la presión arterial, mejorar la función de los vasos sanguíneos y reducir la inflamación. Además, niveles adecuados de vitamina D se han asociado con un menor riesgo de enfermedades del corazón.

‣ Salud inmunológica: Durante la menopausia, algunas mujeres pueden experimentar cambios en el sistema inmunológico y una mayor susceptibilidad a infecciones. La vitamina D juega un papel crucial en la función inmunológica, ayudando a regular la respuesta inflamatoria y fortaleciendo la respuesta inmune. Mantener niveles adecuados de vitamina

D es beneficioso para mantener un sistema inmunológico saludable.

▸ Salud mental: La vitamina D desempeña un papel en la salud mental al regular los niveles de serotonina, un neurotransmisor asociado con el estado de ánimo. Mantener niveles adecuados de vitamina D ayuda a mantener un estado de ánimo equilibrado y previene problemas de salud mental.

Es importante destacar que la principal fuente de vitamina D es la exposición al sol, ya que la piel produce vitamina D cuando se expone a los rayos solares –para ello es necesario exponerse al sol unos minutos cada día sin protector solar–. Sin embargo, en algunos casos, puede ser necesario recurrir a suplementos de vitamina D para asegurar una ingesta adecuada durante la menopausia, especialmente si la exposición solar es limitada.

Dosificación:
Para la menopausia, se recomienda una dosis diaria de entre 600 a 2.000 UI (unidades internacionales) al día, preferiblemente por la mañana y con alimentos, puesto que se absorbe mejor cuando se ingiere con una comida que contenga grasa.

Tiempo de inicio de acción:
El tiempo de inicio de acción puede variar, pero en general, los efectos se empiezan a notar después de varias semanas de uso regular.

Tiempo máximo de uso continuado:
La vitamina D es considerada seguro incluso durante largos periodos de tiempo, siempre que se realicen chequeos y analíticas anuales, para verificar sus niveles, especialmente para personas mayores o con riesgo de deficiencia, como aquellas con poca exposición solar o dietas restrictivas.

Efectos adversos, contraindicaciones e interacciones

Antes de incorporar los suplementos recomendados a tu rutina, es esencial conocer la información sobre posibles efectos adversos, contraindicaciones e interacciones que podrían afectar tu salud. Dedica tiempo a leer esta sección con atención para asegurarte de utilizarlos de manera segura y responsable.

Aceite de borraja

‣ **Efectos secundarios**: En algunas personas puede causar malestar estomacal, dolor de cabeza o erupciones cutáneas.

‣ **Contraindicaciones**: Evita su uso durante el embarazo y la lactancia, así como en personas con problemas de epilepsia o de coagulación.

‣ **Interacciones**: Puede interactuar con fármacos anticoagulantes y fármacos para la presión arterial.

Aceite de onagra

‣ **Efectos secundarios**: Malestar estomacal, diarrea, dolor de cabeza.

‣ **Contraindicaciones**: Se debe tener precaución en personas con trastornos de coagulación o epilepsia.

‣ **Interacciones**: Puede interactuar con medicamentos anticoagulantes y anticonvulsivos.

Aceite de pescado

‣ **Efectos secundarios**: Puede producir malestar estomacal, eructos con sabor a pescado, o posible aumento del riesgo de sangrado en algunas personas con trastornos de la coagulación sanguínea.

‣ **Contraindicaciones**: Deben evitarlo las personas alérgicas al pescado.

‣ **Interacciones**: Puede interactuar con fármacos anticoagulantes o antiplaquetarios, aumentando el riesgo de sangrado.

Ácido fólico

▸ **Efectos secundarios**: En dosis altas puede causar náuseas, irritabilidad, insomnio o trastornos gastrointestinales en algunas personas.

▸ **Contraindicaciones**: Se debe tener precaución en personas con deficiencia de vitamina B12, antecedentes de cáncer colorrectal y trastornos epilépticos.

▸ **Interacciones**: Puede interactuar con fármacos anticonvulsivantes, metotrexato, sulfasalazina y algunos antibióticos. Consulta a tu médico o farmacéutico.

Calcio

▸ **Efectos secundarios**: En algunas personas puede causar estreñimiento, gases o malestar estomacal.

▸ **Contraindicaciones**: Evitar en caso de niveles altos de calcio en sangre, cálculos renales e hipertiroidismo.

▸ **Interacciones**: Puede interacturar con antibióticos y fármacos para la tiroides. Consulta a tu médico.

Cohosh negro

▸ **Efectos secundarios**: En algunas personas puede causar malestar estomacal, dolores de cabeza o mareos.

▸ **Contraindicaciones**: Evita su uso durante el embarazo y la lactancia, así como en personas con antecedentes de cáncer de mama, ovario o útero, debido a sus efectos hormonales.

▸ **Interacciones**: Puede interactuar con medicamentos que afectan la coagulación sanguínea y con el tamoxifeno (usado en el cáncer de mama). Consulta a tu médico.

Dong quai

▸ **Efectos secundarios**: En algunas personas puede causar sensibilidad al sol, malestar estomacal o erupciones cutáneas.

▸ **Contraindicaciones**: Evita su uso durante el embarazo y la lactancia, así como en personas con problemas de coagulación sanguínea o sensibilidad al sol.

‣ **Interacciones**: Puede interactuar con fármacos anticoagulantes y antiplaquetarios.

Hipérico o hierba de San Juan

‣ **Efectos secundarios**: En algunas personas puede causar malestar estomacal, sequedad bucal o aumento de la sensibilidad al sol.

‣ **Contraindicaciones**: Evitar en el embarazo, la lactancia, y en personas con esquizofrenia y trastornos bipolares.

‣ **Interacciones**: Puede interactuar con fármacos antidepresivos, anticoagulantes, anticonceptivos orales y fármacos inmunosupresores. Consulta a tu médico.

Isoflavonas de soja

‣ **Efectos secundarios**: Malestar estomacal, sensibilidad en los senos.

‣ **Contraindicaciones**: Personas con antecedentes de cáncer de mama, útero u otros trastornos hormonales deben consultar a su médico antes de usarlo.

‣ **Interacciones**: Puede interactuar con ciertos medicamentos, como los anticoagulantes y los medicamentos para el cáncer de mama.

Maca

‣ **Efectos secundarios**: Malestar estomacal, insomnio o cambios en la presión arterial.

‣ **Contraindicaciones**: No se recomienda su uso en personas con trastornos hormonales, como cáncer de mama, ovario o útero.

‣ **Interacciones**: No se han reportado interacciones significativas, pero siempre es recomendable consultar con un médico si estás tomando medicamentos.

Melatonina

‣ **Efectos secundarios**: Somnolencia diurna, mareos, cambios en los patrones de sueño.

‣ **Contraindicaciones**: Embarazo, lactancia, trastornos auto-inmunes, epilepsia.

‣ **Interacciones**: Puede interactuar con ciertos fármacos, como los anticoagulantes, antidepresivos y los medicamentos para la presión arterial.

Probióticos

‣ **Efectos secundarios**: Malestar estomacal, gases, diarrea temporal.

‣ **Contraindicaciones**: En general, son seguros para la mayoría de las personas, pero aquellas con sistemas inmunológicos debilitados deben tener precaución.

‣ **Interacciones**: Pueden interactuar con algunos fármacos, como los antibióticos, por lo que se recomienda espaciar su toma.

Salvia

‣ **Efectos secundarios**: Sequedad de la boca, malestar estomacal, mareos.

‣ **Contraindicaciones**: No se recomienda su uso en mujeres embarazadas o en lactancia, ni en personas con trastornos convulsivos.

‣ **Interacciones**: Puede interactuar con fármacos sedantes y antidepresivos.

Valeriana

‣ **Efectos secundarios**: Somnolencia, mareos, malestar estomacal.

‣ **Contraindicaciones:** No se recomienda su uso prolongado ni en combinación con sedantes o medicamentos para la ansiedad.

▸ **Interacciones**: Puede interactuar con fármacos sedantes, anticonvulsivos y antidepresivos.

Vitamina B12
▸ **Efectos secundarios**: En general, bien tolerada en dosis normales.

▸ **Contraindicaciones**: No se conocen contraindicaciones significativas.

▸ **Interacciones**: Puede interactuar con medicamentos como los inhibidores de la bomba de protones (IBP) y algunos medicamentos para la diabetes.

Vitamina D
▸ **Efectos secundarios**: En dosis normales, los efectos secundarios son raros, pero dosis excesivas pueden causar náuseas, vómitos y debilidad muscular.

▸ **Contraindicaciones**: Consulta a tu médico si tienes problemas de riñón, sarcoidosis o enfermedades paratiroideas.

▸ **Interacciones**: Puede interactuar con medicamentos como los glucocorticoides y algunos medicamentos para el corazón. Consúltalo con tu médico o farmacéutico.

ALIMENTOS QUE TRANSFORMAN

"Somos lo que comemos. Una alimentación saludable es el primer paso hacia una vida plena y en armonía" (Ann Wigmore)

A lo largo de la historia, nuestra alimentación ha experimentado cambios profundamente radicales, completamente distintos de los hábitos de nuestros antepasados. Hace millones de años, los primeros humanos estructuraban su dieta en torno a lo que podían recolectar o cazar, dependiendo de alimentos frescos y crudos que el entorno ponía a su alcance. Con la llegada de la agricultura y la ganadería, comenzó una nueva era en la nutrición humana, cambios que se aceleraron aún más con la Revolución Industrial. No obstante, es fundamental comprender que, mientras nuestros hábitos alimenticios evolucionaban de manera drástica, nuestra genética ha permanecido prácticamente sin cambios.

Con el tiempo, se incorporaron alimentos como los lácteos, los cereales, los azúcares refinados y los aceites vegetales, junto con el aumento de la producción intensiva de carne. Aunque estos productos han facilitado el acceso a las comidas y mejorado la practicidad en muchas ocasiones, también han sufrido modificaciones significativas en su composición nutricional. Además, los avances en la conservación de alimentos y las técnicas culinarias trajeron consigo nuevos métodos para almacenar y preparar los alimentos, transformando también su calidad.

En tiempos recientes, ha emergido un escenario preocupante: nuestras costumbres alimenticias han sido dominadas por la alimentación moderna basada en productos ultraprocesados, lo que ha contribuido al creciente aumento de enfermedades crónicas. Problemas como la obesidad, la diabetes tipo 2, la hipertensión y una larga lista de trastornos cardiovasculares y digestivos se han relacionado estrechamente con esta tendencia alimenticia. ¿Por qué ocurre esto? Principalmente porque los alimentos ultraprocesados contienen en exceso carbohidratos refinados, grasas perjudiciales, azúcares añadidos, aditivos químicos y aceites vegetales de pobre calidad. Incluso las carnes y otros productos de origen animal provenientes de sistemas de producción intensiva suelen estar cargados de elementos dañinos para la salud. Estos alimentos han desplazado las dietas tradicionales basadas en alimentos frescos y naturales, rompiendo el equilibrio que promovía el bienestar en nuestros ancestros.

Sin embargo, hay una esperanza para revertir esta realidad: realizar pequeños y conscientes cambios en nuestra alimentación puede producir grandes beneficios. Volver a una dieta equilibrada, rica en nutrientes y basada en alimentos frescos es clave para construir una base sólida de salud. Incorporar frutas, verduras frescas, tubérculos, legumbres, frutos secos y semillas es un excelente comienzo para transformar nuestra manera de nutrirnos. A pesar de ello, sigue existiendo un importante desafío: en muchas partes del mundo, el consumo de estos alimentos naturales permanece alarmantemente bajo.

Adoptar un estilo de vida basado en una alimentación consciente no solo ayuda a prevenir enfermedades asociadas con los malos hábitos dietéticos, sino que también revitaliza el cuerpo y la mente. Dar prioridad a los alimentos reales y reducir los ultraprocesados nos encamina hacia una vida más saludable, equilibrada y vigorosa. Este es el momento de reaprender el poder transformador de una dieta sana, no como una forma de restricción, sino como un acto de cuidado hacia nosotros mismos. ¡Tu salud merece ese compromiso!

Comprendiendo el vínculo entre nutrición y salud

¿Cuántas veces te has preguntado si lo que comes realmente beneficia tu bienestar? La conexión entre la alimentación y la salud es mucho más profunda de lo que solemos imaginar. Aprender a identificar los alimentos que son aliados de una buena salud y aquellos que conviene evitar según tus necesidades particulares es clave para mejorar tu calidad de vida. Este tema, lejos de ser novedoso, ha sido objeto de estudio a lo largo de siglos. Desde tiempos remotos, distintas culturas han aprovechado el poder terapéutico de la nutrición para tratar enfermedades y fortalecer el cuerpo, dejando un legado lleno de sabiduría.

Los antiguos sistemas médicos, como la medicina tradicional china, las prácticas del antiguo Egipto, Grecia y Roma, junto con el Ayurveda de la India y los tratamientos indígenas de las Américas, exploraron las propiedades restauradoras de los alimentos naturales presentes en la dieta cotidiana. Este conocimiento, transmitido de generación en generación, se fundamentaba en la creencia de que los alimentos no solo nutren, sino que también protegen, alivian e incluso curan.

Durante mucho tiempo, la medicina convencional relegó estas ideas considerándolas supersticiones sin sustento científico. A pesar de ello, las prácticas tradicionales inspiraron estudios modernos que han confirmado lo que nuestros antepasados intuían: lo que comemos tiene un impacto directo, no solo en nuestra salud física, sino también en nuestro estado emocional. Investigaciones actuales han logrado identificar compuestos en los alimentos que poseen propiedades terapéuticas, capaces de prevenir enfermedades, aliviar síntomas y mejorar el bienestar.

Los investigadores han dedicado años a estudiar cómo ciertos alimentos fortalecen el organismo y lo protegen contra afecciones crónicas. Al analizar comunidades con baja incidencia de enfermedades, han encontrado patrones alimenticios que contrastan con aquellas que sufren mayores problemas de salud. Estas observaciones han permitido comprender cómo determinados nutrientes influyen en la vitalidad y la longevidad. Por ejemplo, ciertos alimentos ofrecen beneficios específicos: propiedades antiinflamatorias que alivian el dolor crónico y los problemas articulares, efectos antimicrobianos que refuerzan el sistema inmunitario, acciones anticoagulantes que mejoran la salud cardiovascular, efectos antihipertensivos que regulan la presión arterial y compuestos que mejoran el estado de ánimo, disminuyendo la ansiedad y favoreciendo el bienestar emocional.

Lo que decides poner en tu plato no solo afecta tus niveles de energía diaria, sino también tu capacidad para recuperarte, resistir enfermedades y disfrutar de una vida plena. En contraposición, descuidar la dieta o elegir alimentos poco saludables puede agravar problemas físicos, potenciar síntomas y perjudicar tu bienestar.

Es inspirador saber que cada día tienes la oportunidad de apostar por una vida más saludable con tus decisiones alimenticias. Aunque factores externos como el clima o la contaminación escapen a tu control, tu alimentación es una herramienta esencial para cuidar tu cuerpo. Con cada ingrediente que eliges, impactas positivamente tanto tu físico como tu mente.

Saber cuáles alimentos son los más apropiados para tus necesidades específicas y cuáles podrían afectar tu salud te permitirá adaptar tu estilo de vida para lograr el equilibrio perfecto. La nutrición, como la medicina original de la humanidad, no solo es una fuente de bienestar, sino también un puente hacia nuestras raíces, que nos prepara para un futuro lleno de posibilidades.

Con esta recopilación de conocimientos, te invito a descubrir cómo la nutrición puede convertirse en tu mejor aliada para aliviar enfermedades, fortalecer el cuerpo y disfrutar de una vida más feliz. ¿Estás dispuesta/o a iniciar este camino de aprendizaje y transformación? Tu bienestar está en tus manos y cada decisión en la cocina puede abrir la puerta a una salud más plena y sostenible.

Empieza hoy mismo: Nutre tu cuerpo, alimenta tu alma y vive con plenitud.

Formas de cocinar

Cocinar de manera saludable es esencial para todas las personas pero adquiere una mayor importancia a partir de los 40 años. A continuación, se presentan diversas técnicas de cocina, junto con sus beneficios y riesgos para la salud:

Formas más saludables de cocinar

‣ **Vapor:** El método de cocción al vapor es una excelente opción para preservar los nutrientes de los alimentos, ya que no se utilizan grasas adicionales. El vapor ayuda a mantener los alimentos tiernos y jugosos, y es una forma suave de cocinar que no contribuye a la formación de compuestos dañinos.

‣ **Asado al horno:** El asado al horno es una forma saludable de cocinar, ya que no requiere el uso de aceites añadidos. Puedes asar una variedad de alimentos, como verduras, pescado y pollo, para obtener una comida nutritiva y sabrosa.

‣ **Salteado ligero:** El salteado ligero implica cocinar los alimentos rápidamente a fuego alto con un poco de aceite saludable, como el aceite de oliva o el aceite de coco. Esta técnica permite que los alimentos se cocinen rápidamente, conservando la textura y los nutrientes.

‣ **Hervido:** El hervido es una forma saludable de cocinar, especialmente para las verduras. Al hervir las verduras, se conservan los nutrientes y se obtiene una textura tierna. Es importante no cocinar en exceso para evitar la pérdida de nutrientes.

‣ **Horneado:** El horneado es una excelente forma de cocinar alimentos sin la necesidad de añadir aceites adicionales. Puedes hornear pescado, aves, vegetales y granos enteros para obtener platos saludables y deliciosos.

Formas menos saludables de cocinar

‣ **Fritura:** La fritura implica sumergir los alimentos en aceite caliente, lo cual aumenta la cantidad de grasas saturadas y calorías. Además, la fritura a altas temperaturas genera compuestos dañinos para la salud.

‣ **Empanado y rebozado:** El empanado y rebozado de alimentos aumenta la cantidad de calorías y grasas en un plato. Los alimentos empanados suelen absorber más aceite durante la cocción, lo que resulta en una comida menos saludable.

‣ **Salsas y aderezos cremosos**: Las salsas y aderezos cremosos a menudo contienen altas cantidades de grasas saturadas y calorías adicionales. Estas salsas pueden aumentar la inflamación y empeorar los dolores.

‣ **Parrilla a altas temperaturas**: Cocinar los alimentos a altas temperaturas en la parrilla puede generar compuestos dañinos, como hidrocarburos aromáticos policíclicos y aminas heterocíclicas, que se han relacionado con un mayor riesgo de cáncer. Además, la carne a la parrilla suele generar compuestos inflamatorios.

Recuerda que la forma en que cocines los alimentos puede tener un impacto en su valor nutricional y en cómo afectan a tu cuerpo. Es importante elegir métodos de cocción saludables para maximizar los beneficios de los alimentos y reducir los posibles efectos negativos.

Alimentos beneficiosos

Durante la menopausia, una alimentación saludable y equilibrada se convierte en un aliado indispensable para afrontar los cambios físicos y emocionales de esta etapa. Una dieta adecuada no solo ayuda a manejar los síntomas más comunes, como los sofocos, la fatiga o los cambios de humor, sino que también contribuye al mantenimiento de la salud ósea, cardiovascular y general a largo plazo.

Existen ciertos alimentos que destacan por sus propiedades nutritivas y su capacidad para aliviar algunos de estos síntomas. A continuación, se presentan aquellos que pueden marcar la diferencia en tu bienestar diario. ¡Incluirlos en tu dieta es un paso hacia una menopausia saludable y equilibrada!

‣ **Soja:** Los productos de soja, como el tofu y la leche de soja, son ricos en fitoestrógenos, compuestos similares al estrógeno que pueden ayudar a aliviar los sofocos y otros síntomas relacionados con la menopausia.

‣ **Frutas y verduras**: Estos alimentos son ricos en vitaminas, minerales y antioxidantes, y proporcionan beneficios para la salud en general. Las frutas y verduras de colores brillantes, como las bayas, los cítricos, las espinacas, los pimientos y brócolis, son especialmente recomendables debido a su contenido de fitoquímicos beneficiosos.

‣ **Granos enteros**: Los granos enteros, como la avena, el arroz integral y el pan integral, son una excelente fuente de fibra y pueden ayudar a regular el sistema digestivo y reducir el riesgo de enfermedades cardiovasculares.

‣ **Pescado graso**: Los pescados grasos, como el salmón, la caballa y las sardinas, son ricos en ácidos grasos omega-3, que ayudan a reducir la inflamación y promover la salud cardiovascular.

‣ **Lácteos bajos en grasa**: Los productos lácteos bajos en grasa, como el yogur y el queso cottage, son una buena fuente de calcio, que es esencial para mantener la salud ósea durante la menopausia.

‣ **Frutos secos y semillas**: Las nueces, almendras, semillas de lino y semillas de chía son ricas en ácidos grasos omega-3, fibra y fitoestrógenos, lo que las convierte en una opción saludable para la menopausia.

‣ **Agua**: La hidratación adecuada es fundamental durante la menopausia. Beber suficiente agua puede ayudar a aliviar los sofocos y prevenir la sequedad vaginal, además de tener numerosos beneficios para la salud en general.

‣ **Legumbres**: Las legumbres, como las alubias, las lentejas y los garbanzos, son una excelente fuente de proteínas vegetales, fibra y fitoestrógenos. Estos nutrientes ayudan a mantener niveles estables de azúcar en la sangre y reducir el riesgo de enfermedades cardíacas y osteoporosis.

‣ **Semillas de sésamo**: Las semillas de sésamo son ricas en calcio, magnesio y fitoestrógenos. Agregarlas a tus comidas o espolvorearlas sobre ensaladas son beneficiosas para la salud ósea y el equilibrio hormonal.

‣ **Algas marinas**: Las algas marinas, como el wakame y el nori, son una fuente natural de fitoestrógenos y minerales como el yodo. El yodo es esencial para la función tiroidea adecuada, que puede verse afectada durante la menopausia.

‣ **Aceite de oliva**: El aceite de oliva extra virgen de primera presión en frío es una grasa saludable que contiene ácidos grasos monoinsaturados. Estos ácidos grasos pueden ayudar a reducir la inflamación y proteger la salud cardiovascular.

‣ **Bayas**: Las bayas, como las fresas, los arándanos y las frambuesas, son ricas en antioxidantes y vitamina C. Estos compuestos ayudan a fortalecer el sistema inmunológico y mejoran la salud en general.

‣ **Hierbas y especias**: Algunas hierbas y especias, como el trébol rojo, el regaliz y la salvia, se han utilizado tradicional-mente para aliviar los síntomas de la menopausia.

‣ **Semillas de calabaza**: Las semillas de calabaza son una excelente fuente de magnesio, que ayuda a aliviar los síntomas de ansiedad, irritabilidad y problemas de sueño que a menudo están asociados con la menopausia.

‣ **Aguacates**: Los aguacates son ricos en grasas saludables, como los ácidos grasos monoinsaturados, que pueden ayudar a mantener niveles adecuados de colesterol y promover la salud cardiovascular durante la menopausia.

‣ **Productos lácteos fortificados con vitamina D**: La vitamina D es esencial para la absorción de calcio y el mantenimiento de huesos fuertes. Los productos lácteos fortificados con vitamina D, como la leche, el yogur y el queso, pueden ser especialmente beneficiosos durante la menopausia.

‣ **Cúrcuma**: Es una especia con propiedades antiinflama-torias y antioxidantes. Ayuda a aliviar la inflamación y reducir el riesgo de enfermedades asociadas con la menopausia, como las enfermedades cardíacas y la osteoporosis.

‣ **Manzanas**: Las manzanas son una excelente fuente de fibra, vitaminas y antioxidantes. Ayudan a regular el sistema digestivo, mantener niveles estables de azúcar en la sangre y promover la salud cardiovascular.

‣ **Jengibre**: El jengibre tiene propiedades antiinflamatorias y ayuda a aliviar los sofocos y las náuseas que a menudo se experimentan durante la menopausia. Se puede consumir en forma de té, agregado a platos o como suplemento.

‣ **Chocolate negro**: El chocolate negro con un alto contenido de cacao (mínimo 70%) es rico en antioxidantes y puede ayudar a mejorar el estado de ánimo y reducir los síntomas de la depresión y la ansiedad que a veces se presentan durante la menopausia. Sin embargo, es importante consumirlo con moderación debido a su contenido calórico.

‣ **Fuentes de vitamina E**: La vitamina E es conocida por su capacidad para aliviar los sofocos y mejorar la salud de la piel. Algunas fuentes de vitamina E incluyen las almendras, las avellanas, las semillas de girasol y el aceite de germen de trigo.

‣ **Vegetales crucíferos**: Los vegetales crucíferos, como el brócoli, la col rizada y la coliflor, son ricos en fitonutrientes y fibra, lo que los convierte en excelentes opciones para la menopausia. Estos vegetales también contienen indol-3-carbinol, que puede ayudar a equilibrar los niveles hormonales.

‣ **Frutas cítricas**: Las frutas cítricas, como las naranjas, las mandarinas y las toronjas, son ricas en vitamina C y anti-oxidantes. Estos nutrientes fortalecen el sistema inmunológico y mejoran la salud cardiovascular.

‣ **Salmón**: El salmón y otros pescados grasos son una excelente fuente de ácidos grasos omega-3, que ayudan a aliviar los síntomas de la menopausia, como los sofocos y la sequedad vaginal. También promueven la salud cerebral y cardiovascular.

‣ **Remolacha**: La remolacha es rica en fitoestrógenos y antioxidantes, lo que la convierte en un alimento beneficioso para la menopausia. Ayuda a mantener un equilibrio hormonal saludable y a promover la salud del corazón.

‣ **Chía**: Las semillas de chía son una buena fuente de ácidos grasos omega-3, fibra y fitoestrógenos. Pueden ayudar a reducir la inflamación, regular los niveles de azúcar en la sangre y mejorar la salud cardiovascular.

Alimentos perjudiciales

En la menopausia, cuidar lo que comes es tan importante como elegir alimentos beneficiosos. Existen ciertos alimentos que, en esta etapa, pueden intensificar los síntomas como los sofocos, la irritabilidad o el insomnio y, además, aumentar el riesgo de desarrollar enfermedades como la osteoporosis o problemas cardiovasculares. Por ello, es fundamental reducir o evitar su consumo para proteger tu bienestar y mantener el equilibrio en esta etapa de tu vida.

A continuación, encontrarás una lista de alimentos que es mejor evitar o limitar durante la menopausia para favorecer una salud óptima y minimizar el impacto de los síntomas. ¡Tomar decisiones conscientes marcará la diferencia en tu calidad de vida!

‣ **Alimentos procesados y ultraprocesados**: Los alimentos procesados, como los alimentos enlatados, las comidas rápidas y los productos empaquetados, suelen contener altos niveles de sodio, grasas trans y azúcares añadidos. Estos alimentos aumentan el riesgo de enfermedades cardíacas, aumentan la inflamación y contribuyen al aumento de peso, que son problemas comunes durante la menopausia.

‣ **Azúcares refinados**: Los azúcares refinados, como los presentes en dulces, pasteles, refrescos y productos de panadería, afectan negativamente el equilibrio hormonal y aumentan los sofocos, la fatiga y los cambios de humor.

Además, el consumo excesivo de azúcares refinados aumenta el riesgo de enfermedades cardiovasculares y diabetes tipo 2.

‣ **Grasas saturadas y grasas trans**: Las grasas saturadas, presentes en carnes grasas, productos lácteos enteros y alimentos fritos, aumentan el riesgo de enfermedades cardíacas y elevan los niveles de colesterol. Las grasas trans, presentes en alimentos procesados, margarinas y productos horneados comerciales, también aumentan el riesgo de enfermedades cardíacas y contribuyen a la inflamación.

‣ **Carnes procesadas**: Las carnes procesadas, como el tocino, las salchichas y los embutidos, contienen aditivos y conservantes que aumentan la inflamación y el riesgo de enfermedades crónicas. Además, el consumo excesivo de carnes rojas puede aumentar el riesgo de enfermedades cardíacas y cáncer.

‣ **Cafeína**: El consumo excesivo de cafeína, presente en el café, el té negro y las bebidas energéticas, aumenta la irritabilidad, los sofocos y los problemas de sueño durante la menopausia. Además, la cafeína puede afectar la absorción de calcio y aumentar el riesgo de osteoporosis.

‣ **Alimentos picantes y condimentados**: Los alimentos picantes y condimentados, como el chile, el curry y las salsas picantes, pueden desencadenar o empeorar los sofocos y los síntomas de la menopausia en algunas mujeres.

‣ **Sal**: El consumo excesivo de sal suele contribuir a la retención de líquidos y al aumento de la presión arterial, lo que puede aumentar el riesgo de enfermedades cardio-vasculares. Además, la sal en exceso puede empeorar los síntomas de la hinchazón y la sensibilidad en los senos.

‣ **Alimentos ricos en colesterol**: Alimentos como la carne roja y los productos lácteos ricos en grasa pueden contribuir al aumento de los niveles de colesterol en la sangre. Durante la menopausia, cuando los niveles de estrógeno disminuyen, el colesterol tiende a aumentar, lo que puede aumentar el riesgo de enfermedades cardiovasculares.

▸ **Alimentos con alto índice glucémico**: Los alimentos con un alto índice glucémico, como el pan blanco, las papas fritas y los cereales azucarados, elevan rápidamente los niveles de azúcar en la sangre. Esto puede causar picos de energía seguidos de bajos niveles de azúcar en la sangre, lo que puede empeorar los síntomas de la fatiga y los cambios de humor durante la menopausia.

▸ **Alimentos fritos**: Los alimentos fritos, como las papas fritas, las empanadas y los alimentos empanados, son ricos en grasas saturadas y calorías vacías. El consumo excesivo de alimentos fritos contribuye al aumento de peso y aumenta el riesgo de enfermedades cardiovasculares.

Bebidas beneficiosas para la menopausia

Mantener una buena hidratación es crucial durante la menopausia, y más aún cuando eliges bebidas que apoyan tu cuerpo y mente en esta etapa de cambios. Existen opciones que no solo ayudan a aliviar los síntomas típicos, como los sofocos o el insomnio, sino que también contribuyen al equilibrio hormonal, la salud ósea y el bienestar general.

▸ **Agua**: El agua es esencial para mantener una buena hidratación durante la menopausia. Durante esta etapa, es común experimentar sofocos y sudoraciones nocturnas, lo que puede llevar a una mayor pérdida de líquidos. Beber suficiente agua ayuda a prevenir la deshidratación y mantener un equilibrio adecuado de líquidos en el cuerpo. Además, el agua ayuda a mantener la piel hidratada y alivia los síntomas de la sequedad vaginal, que son comunes durante la menopausia.

▸ **Infusiones de hierbas**: Las infusiones de hierbas como la manzanilla, la menta, la melisa y la infusión de hierba de San Juan suelen proporcionar alivio para algunos síntomas de la menopausia. La manzanilla, por ejemplo, ayuda a calmar los nervios y promueve la relajación, lo que puede ser útil para aliviar el estrés y la ansiedad. La menta tiene propiedades refrescantes y ayuda a aliviar los sofocos y la sudoración excesiva. La melisa y la infusión de hierba de San Juan tienen efectos positivos sobre el estado de ánimo y ayudan a aliviar la depresión y la irritabilidad.

▸ **Bebida o "leche" de almendras**: Es una alternativa popular a la leche de vaca durante la menopausia. Es baja en calorías y grasas saturadas, lo que puede ser beneficioso para mantener un peso saludable y reducir el riesgo de enfermedades cardiovasculares. Además, la bebida de almendras es rica en vitamina E, que tiene propiedades antioxidantes y puede ayudar a aliviar los síntomas de la sequedad vaginal y la piel seca, comunes durante la menopausia.

▸ **Jugo de granada**: El jugo de granada es conocido por ser rico en antioxidantes, especialmente en polifenoles, que ayuda a reducir el estrés oxidativo y la inflamación en el cuerpo. Durante la menopausia, los niveles de estrógeno disminuyen, lo que puede aumentar el riesgo de enfermedades cardiovasculares. Los polifenoles presentes en el jugo de granada ayudan a mejorar la salud cardiovascular y protegen contra el daño oxidativo.

▸ **Té verde**: El té verde es conocido por sus propiedades antioxidantes y antiinflamatorias. Contiene compuestos llamados catequinas, que ayudan a reducir el riesgo de enfermedades cardíacas, mejoran la salud ósea y promueven la pérdida de peso saludable. Además, el té verde puede ayudar a mejorar la calidad del sueño y aliviar los síntomas de la ansiedad y la depresión, que son comunes durante la menopausia.

▸ **Jugo de remolacha**: El jugo de remolacha es rico en nitratos, que se convierten en óxido nítrico en el cuerpo. El óxido nítrico ayuda a dilatar los vasos sanguíneos, lo que mejora la circulación y reduce la presión arterial. Durante la menopausia, el riesgo de enfermedades cardiovasculares suele aumentar debido a los cambios hormonales. El consumo regular de jugo de remolacha es beneficioso para mantener una buena salud cardiovascular.

▸ **Infusiones de salvia**: La salvia es una hierba conocida por sus propiedades medicinales, especialmente en relación con los síntomas de la menopausia. Las infusiones de salvia ayudan a reducir los sofocos y la sudoración nocturna, que son síntomas comunes durante esta etapa. Los compuestos presentes en la salvia tienen un efecto regulador sobre los niveles hormonales y ayudan a equilibrar el sistema endocrino.

‣ **Jugo de arándanos**: Los arándanos son ricos en antioxidantes y compuestos llamados antocianinas, que tienen efectos positivos sobre la salud cardiovascular y la función cognitiva. Durante la menopausia, el riesgo de enfermedades cardiovasculares y la disminución de la función cognitiva pueden aumentar. El consumo regular de jugo de arándanos ayuda a proteger el corazón y el cerebro, así como a mantener una buena salud en general.

‣ **Bebida o "leche" de soja**: La leche de soja es una alternativa popular a la leche de vaca durante la menopausia, especialmente para las mujeres que experimentan síntomas de la menopausia relacionados con el desequilibrio hormonal, como los sofocos. La soja contiene fitoestrógenos, que son compuestos vegetales similares al estrógeno humano. Se ha demostrado que los fitoestrógenos tienen efectos beneficiosos en la regulación hormonal y ayudan a aliviar los sofocos y otros síntomas de la menopausia.

‣ **Jugo de zanahoria**: El jugo de zanahoria es rico en betacaroteno, que es un antioxidante que se convierte en vitamina A en el cuerpo. La vitamina A es esencial para mantener una piel saludable y un sistema inmunológico fuerte. Durante la menopausia, la piel suele volverse más seca y propensa a la pérdida de elasticidad. El consumo regular de jugo de zanahoria ayuda a mejorar la salud de la piel y promueve un envejecimiento saludable.

Bebidas perjudiciales

Durante la menopausia, hay ciertas bebidas que pueden contribuir a empeorar los síntomas o aumentar el riesgo de problemas de salud, como los sofocos, la irritabilidad, el insomnio o el deterioro óseo. Es importante identificar estas bebidas para limitarlas o evitarlas, favoreciendo así un mayor bienestar en esta etapa.

› **Alcohol**: El consumo excesivo de alcohol tiene varios efectos negativos en la menopausia. En primer lugar, el alcohol suele aumentar los sofocos y la sudoración nocturna. Además, el alcohol suele interferir con el sueño y empeorar los problemas de insomnio que pueden ser más frecuentes durante esta etapa. El consumo excesivo de alcohol también aumenta el riesgo de enfermedades cardiovasculares, osteoporosis y cáncer de mama, que son condiciones que suelen ser más comunes durante la menopausia.

› **Bebidas con cafeína**: El consumo excesivo de bebidas con cafeína, como el café, el té negro y las bebidas energéticas, suele tener efectos negativos durante la menopausia. La cafeína es un estimulante que suele aumentar la frecuencia cardíaca y la presión arterial, lo cual suele empeorar los síntomas de los sofocos y la sudoración. Además, la cafeína puede interferir con el sueño y causar problemas de insomnio. También se cree que el consumo excesivo de cafeína puede aumentar la pérdida de calcio en los huesos, lo que puede aumentar el riesgo de osteoporosis durante la menopausia.

› **Bebidas azucaradas**: Las bebidas azucaradas, como los refrescos y los jugos comerciales, son perjudiciales durante la menopausia debido a su alto contenido de azúcar y su bajo valor nutricional. El consumo excesivo de azúcar contribuye al aumento de peso y al desarrollo de enfermedades metabólicas, como la diabetes tipo 2. Durante la menopausia, el riesgo de aumento de peso y de enfermedades cardio-vasculares suele aumentar debido a los cambios hormonales. Por lo tanto, es importante limitar la ingesta de bebidas azucaradas y optar por opciones más saludables, como agua, té o jugos naturales sin azúcar añadida.

› **Bebidas carbonatadas**: Las bebidas carbonatadas, como las gaseosas, suelen contener altos niveles de azúcar y aditivos artificiales. El consumo excesivo de estas bebidas contribuye al aumento de peso y al desarrollo de enfermedades metabólicas. Además, las bebidas carbonatadas suelen aumentar la acidez estomacal y empeorar los síntomas de la indigestión y el reflujo ácido, que pueden ser más comunes durante la menopausia.

‣ **Bebidas energéticas**: Las bebidas energéticas suelen contener altas cantidades de cafeína, azúcar y otros estimulantes como la taurina y la guaraná. Estas bebidas suelen aumentar la presión arterial, el ritmo cardíaco y el estrés en el sistema cardiovascular. Durante la menopausia, cuando el riesgo de enfermedades cardiovasculares puede aumentar, es importante evitar las bebidas energéticas y optar por opciones más saludables y naturales para mantener la energía, como frutas frescas, infusiones de hierbas o batidos caseros.

‣ **Bebidas con alto contenido de sodio**: Las bebidas con alto contenido de sodio, como los refrescos y las bebidas deportivas, suelen ser perjudiciales durante la menopausia debido a su efecto negativo en la salud cardiovascular. El consumo excesivo de sodio aumenta la presión arterial y el riesgo de enfermedades cardiovasculares. Además, el sodio en exceso contribuye a la retención de líquidos y a la hinchazón, síntomas que algunas mujeres pueden experimentar durante la menopausia.

‣ **Bebidas con edulcorantes artificiales**: La mayoría de las bebidas dietéticas y refrescos sin azúcar utilizan edulcorantes artificiales para reemplazar el azúcar. Estos edulcorantes suelen tener efectos negativos en la salud durante la menopausia. Los edulcorantes artificiales suelen afectar negativamente el equilibrio hormonal y contribuir al aumento de peso. Además, algunos estudios han relacionado el consumo de edulcorantes artificiales con un mayor riesgo de enfermedades metabólicas, como la diabetes tipo 2. Es importante leer las etiquetas de los productos y optar por bebidas sin edulcorantes artificiales o elegir opciones más naturales, como agua con unas gotas de limón o infusiones de hierbas sin azúcar añadida.

‣ **Bebidas alcohólicas azucaradas**: Además del alcohol en sí, algunas bebidas alcohólicas azucaradas, como los cócteles y las bebidas mezcladas con refrescos azucarados, suelen ser perjudiciales durante la menopausia debido a su alto contenido de azúcar y a los efectos negativos del alcohol. El consumo excesivo de azúcar contribuye al aumento de peso y al desarrollo de enfermedades metabólicas, mientras que el alcohol suele aumentar los sofocos y la sudoración nocturna, afectar el sueño y aumentar el riesgo de enfermedades cardiovasculares y osteoporosis.

‣ **Bebidas con alto contenido de cafeína y azúcar**: Algunas bebidas populares, como los cafés con sabor, los frappuccinos y los batidos comerciales, suelen contener altas cantidades de cafeína y azúcar. El consumo excesivo de estas bebidas suele tener efectos negativos durante la menopausia. La cafeína en exceso suele aumentar los síntomas de los sofocos y la sudoración, además de afectar el sueño y contribuir a los problemas de insomnio. El alto contenido de azúcar contribuye al aumento de peso y al desarrollo de enfermedades metabólicas, como la diabetes tipo 2. Es importante leer las etiquetas y optar por opciones más saludables, como cafés sin azúcar añadida y batidos caseros con ingredientes naturales y bajos en azúcar.

Apoyo para la menopausia: Recetas fáciles y deliciosas

La menopausia no tiene por qué ser complicada cuando se trata de alimentación. Comer alimentos que ayuden a equilibrar las hormonas y reducir síntomas como la hinchazón o los sofocos puede ser delicioso y sencillo. Aquí tienes algunas recetas rápidas que también te ayudarán a mantener la línea y a sentirte más ligera.

Desayunos

1. Batido de frutas y semillas: Mezcla frutas como plátanos, bayas y mangos con semillas de chía o linaza para obtener un desayuno nutritivo y rico en fibra.

2. Tortilla de vegetales: Prepara una tortilla con claras de huevo y añade vegetales como espinacas, champiñones y pimientos para obtener una buena dosis de vitaminas y minerales.

3. Avena con semillas y frutos secos: Prepara un tazón de avena con leche vegetal y añade semillas de calabaza, nueces y arándanos para obtener grasas saludables y antioxidantes.

4. Pan integral con aguacate: Tuesta una rebanada de pan integral y úntala con aguacate machacado. Puedes añadir tomate en rodajas y una pizca de sal y pimienta para darle más sabor.

5. Smoothie de proteínas: Mezcla leche de almendras, proteína en polvo sin azúcar, espinacas, plátano y mantequilla de almendras en una licuadora. Obtendrás un smoothie nutritivo y saciante.

6. Tostadas de centeno con queso cottage: Unta queso cottage sobre tostadas de centeno y agrega rodajas de pepino o tomate. Es una opción baja en calorías y rica en proteínas.

7. Tazón de yogur y granola: Combina yogur griego sin azúcar con granola casera o comprada sin azúcar añadida. Agrega frutas frescas como arándanos, fresas o plátanos para obtener un desayuno equilibrado y lleno de sabor.

8. Tortilla de espinacas y champiñones: Saltea espinacas y champiñones en una sartén con un poco de aceite de oliva. Bate huevos y añade la mezcla de verduras. Cocina a fuego lento hasta que la tortilla esté lista. Puedes acompañarla con una rebanada de pan integral.

9. Panqueques de avena: Mezcla harina de avena, huevos, leche (puede ser de almendras o avena) y un poco de polvo de hornear. Cocina la masa en una sartén antiadherente y sirve los panqueques con frutas frescas y un poco de miel.

Almuerzos

1. Ensalada de salmón y aguacate: Combina hojas verdes como espinacas o rúcula con trozos de salmón a la parrilla, aguacate en rodajas, tomates cherry y semillas de girasol. Aliña con aceite de oliva y jugo de limón para obtener una ensalada nutritiva y rica en ácidos grasos omega-3.

2. Pollo al horno con vegetales asados: Hornea pechugas de pollo con una variedad de vegetales como zanahorias, calabacín, pimientos y cebolla. Condimenta con hierbas y especias al gusto. Es una opción baja en grasas y rica en proteínas y nutrientes.

3. Quinoa con verduras salteadas: Cocina quinoa según las instrucciones del paquete y reserva. Saltea una mezcla de verduras como brócoli, coliflor, zanahorias y champiñones en aceite de oliva. Mezcla las verduras con la quinoa y aliña con jugo de limón y especias.

4. Sopa de lentejas y vegetales: Cocina lentejas en caldo de verduras junto con zanahorias, apio, pimientos y tomates en cubos. Añade especias como comino, cúrcuma y pimentón para dar sabor. Sirve con un poco de cilantro fresco encima.

5. Wraps de pollo y vegetales: Rellena tortillas de trigo integral con pollo a la parrilla en tiras, hojas de lechuga, rodajas de tomate y aguacate en rebanadas. Puedes añadir un poco de hummus o salsa de yogur para darle más sabor.

6. Ensalada de garbanzos y espinacas: Combina garbanzos cocidos, espinacas frescas, tomates cherry, pepino en rodajas, queso feta desmenuzado y aceitunas negras. Aliña con una vinagreta de aceite de oliva, vinagre balsámico y hierbas frescas.

7. Ensalada de quinoa y vegetales asados: Cocina quinoa según las instrucciones del paquete y reserva. Asa vegetales como calabaza, berenjena, pimientos y cebolla en el horno con un poco de aceite de oliva, sal y pimienta. Mezcla los vegetales asados con la quinoa y agrega hojas de espinaca fresca. Aliña con una vinagreta de limón y hierbas frescas.

8. Sopa de verduras y legumbres: Prepara una sopa nutritiva con una variedad de verduras como zanahorias, calabacines, apio y espinacas. Añade legumbres como alubias blancas o garbanzos para aumentar la proteína y la fibra. Condimenta con hierbas y especias al gusto.

9. Filete de salmón con espárragos a la parrilla: Cocina un filete de salmón a la parrilla y acompáñalo con espárragos también a la parrilla. Sazona con limón, ajo, sal y pimienta. Sirve con una porción de quinoa o arroz integral para completar la comida.

10. Tacos de pollo a la parrilla: Marina pechugas de pollo en una mezcla de yogur natural, jugo de limón, ajo y especias. Luego, ásalas a la parrilla y córtalas en tiras. Rellena tortillas de maíz con el pollo, agrega vegetales como lechuga, tomate y cebolla, y añade salsa de yogur o guacamole para un toque de sabor.

11. Ensalada de atún y aguacate: Combina atún enlatado en agua, aguacate en cubos, tomates cherry, pepino en rodajas y hojas de espinaca en un tazón. Aliña con aceite de oliva y vinagre balsámico. Puedes agregar un poco de semillas de girasol o nueces para obtener un extra de textura.

12. Stir-fry de vegetales y tofu: Saltea una variedad de vegetales como brócoli, zanahorias, pimientos y champiñones en una sartén con un poco de aceite de sésamo. Añade tofu cortado en cubos y salsa de soja baja en sodio. Sirve sobre arroz integral o fideos de trigo integral.

13. Ensalada de pollo y nueces: Combina trozos de pollo a la parrilla con una mezcla de hojas verdes, nueces picadas, uvas cortadas por la mitad y queso feta desmenuzado. Aliña con una vinagreta de mostaza y miel.

14. Bowl de salmón teriyaki: Marinar filetes de salmón en salsa teriyaki y luego asarlos al horno. Sirve el salmón sobre una base de arroz integral o quinoa y agrega vegetales al vapor como brócoli y zanahorias. Espolvorea semillas de sésamo por encima.

15. Wrap de vegetales y hummus: Unta una tortilla integral con hummus y rellénala con una variedad de vegetales frescos como espinacas, tomates, pepinos y pimientos en rodajas. Puedes agregar también un poco de queso rallado bajo en grasa si lo deseas.

16. Chili vegetariano: Prepara un chili con una combinación de alubias, como alubias negras y pintas, tomates enlatados, pimientos, cebolla y especias como comino y chile en polvo. Sirve con arroz integral o quinoa.

17. Ensalada de garbanzos y tomate: Mezcla garbanzos cocidos con tomates cherry cortados por la mitad, pepino en rodajas, cebolla roja en juliana y hojas de albahaca fresca. Aliña con aceite de oliva, vinagre balsámico y sal y pimienta al gusto.

18. Fajitas de pollo a la parrilla: Marinar pechugas de pollo en una mezcla de jugo de limón, aceite de oliva, ajo y especias mexicanas. Asa el pollo a la parrilla y córtalo en tiras. Sirve las tiras de pollo en tortillas de trigo integral con pimientos y cebolla asados.

Meriendas

1. Yogur con frutas y nueces: Combina yogur natural con frutas frescas como manzanas, peras o uvas, y añade nueces o almendras para obtener proteínas y grasas saludables.

2. Palitos de verduras con hummus: Corta zanahorias, apio y pepino en palitos y acompáñalos con hummus casero o comprado para obtener una merienda baja en calorías y rica en nutrientes.

3. Batido verde: Mezcla espinacas, pepino, piña y jengibre con agua o leche vegetal para obtener un batido refrescante y lleno de vitaminas y minerales.

4. Rollitos de pollo y verduras: Envuelve tiras de pollo a la parrilla con hojas de lechuga, zanahorias ralladas y aguacate en papel de arroz. Acompáñalos con una salsa de soja baja en sodio para sumar sabor.

5. Chips de kale: Retira los tallos de las hojas de kale y córtalas en trozos. Rocíalas con un poco de aceite de oliva y sal, y hornea a 180°C hasta que estén crujientes. Son una opción saludable y rica en nutrientes.

6. Muffins de avena y frutas: Mezcla avena, plátano machacado, huevos, frutas picadas y canela en un recipiente. Vierte la mezcla en moldes de muffins y hornea hasta que estén dorados. Son una opción fácil de transportar.

7. Rollitos de vegetales y hummus: Extiende láminas de col rizada o tortillas de trigo integral y unta hummus en el centro. Agrega rodajas de pepino, zanahoria rallada y pimientos en tiras. Enrolla los ingredientes y disfruta de unos deliciosos rollitos de vegetales.

8. Bocaditos de almendra y fruta seca: Mezcla almendras picadas, dátiles, pasas y semillas de girasol en un procesador de alimentos hasta obtener una masa pegajosa. Forma pequeñas bolitas y refrigéralas durante unos minutos antes de consumirlas.

9. Té verde y frutas frescas: Prepara una taza de té verde y acompáñalo con una selección de frutas frescas como uvas, rodajas de melón o trozos de piña. Es una merienda refrescante y llena de antioxidantes.

Cenas

1. Salmón al horno con espárragos: Coloca filetes de salmón en una bandeja para hornear y sazona con sal, pimienta y jugo de limón. Acompáñalo con espárragos frescos y rocía con un poco de aceite de oliva. Hornea a 200°C durante unos 15-20 minutos o hasta que el salmón esté cocido y los espárragos estén tiernos.

2. Ensalada de pollo y aguacate: Combina trozos de pollo a la parrilla con hojas de espinaca, aguacate en cubos, tomates cherry y pepitas de girasol. Aliña con una vinagreta de limón y mostaza dijon.

3. Stir-fry de vegetales y tofu: Saltea una variedad de vegetales como zanahorias, brócoli, pimientos y champiñones en una sartén con un poco de aceite de sésamo. Añade tofu cortado en cubos y salsa de soja baja en sodio. Sirve sobre arroz integral o fideos de trigo integral.

4. Ensalada de quinoa y vegetales: Cocina quinoa según las instrucciones del paquete y reserva. Mezcla la quinoa con una variedad de vegetales frescos como pepino, tomate, pimiento y cebolla roja en cubos. Aliña con jugo de limón, aceite de oliva y hierbas frescas como perejil o cilantro.

5. Wraps de pavo y verduras: Rellena tortillas de trigo integral con rebanadas de pavo bajo en sodio, hojas de lechuga, rodajas de tomate y aguacate en rebanadas. Puedes agregar una salsa saludable como yogur griego con hierbas o mostaza dijon.

6. Sopa de verduras y legumbres: Prepara una sopa nutritiva con una variedad de verduras como calabaza, zanahorias, apio y espinacas. Añade legumbres como lentejas o alubias para aumentar la proteína y la fibra. Condimenta con hierbas y especias al gusto.

7. Ensalada de salmón y quinoa: Combina hojas verdes mixtas con filetes de salmón a la parrilla desmenuzados, quinoa cocida, pepinos en rodajas, tomates cherry y aceitunas. Aliña con una vinagreta de limón y aceite de oliva.

8. Pollo al curry con vegetales: Saltea trozos de pechuga de pollo en una sartén con aceite de coco. Agrega una mezcla de vegetales como zanahorias, pimientos, brócoli y espinacas. Añade pasta de curry y leche de coco, y cocina hasta que los vegetales estén tiernos y el pollo esté cocido. Sirve con arroz integral.

9. Ensalada de lentejas y vegetales asados: Combina lentejas cocidas con vegetales asados como calabaza, berenjena y pimientos. Agrega hojas verdes, tomates cherry y queso feta desmenuzado. Aliña con una vinagreta de vinagre balsámico y aceite de oliva.

10. Tacos de pescado a la parrilla: Marinar filetes de pescado blanco en una mezcla de jugo de limón, aceite de oliva, ajo y especias. Asa el pescado a la parrilla y colócalo en tortillas de maíz. Añade repollo rallado, rodajas de aguacate y salsa de yogur con cilantro.

11. Ensalada de garbanzos y espinacas: Combina garbanzos cocidos, espinacas frescas, pepinos en cubos, tomates cherry y aceitunas. Aliña con una vinagreta de mostaza y miel.

12. Stir-fry de camarones y vegetales: Saltea camarones en una sartén con un poco de aceite de sésamo. Agrega una variedad de vegetales como zanahorias, pimientos, brócoli y cebolla. Condimenta con salsa de soja baja en sodio y sirve sobre fideos de trigo integral.

13. Quiche de vegetales: Prepara una base de masa quebrada integral y rellena con una mezcla de vegetales como espinacas, champiñones, pimientos y cebolla salteados. Bate huevos con leche baja en grasa y hierbas frescas, y vierte sobre los vegetales. Hornea hasta que esté cuajado y dorado.

14. Pechuga de pollo al horno con vegetales: Coloca pechugas de pollo en una bandeja para hornear y sazona con hierbas y especias al gusto. Acompáñalo con una variedad de vegetales como zanahorias, calabacines y tomates cherry. Rocía con un poco de aceite de oliva y hornea hasta que el pollo esté cocido y los vegetales estén tiernos.

15. Ensalada de camarones y mango: Combina camarones cocidos y pelados con trozos de mango maduro, hojas de espinaca, aguacate en cubos y nueces picadas. Aliña con una vinagreta de limón y aceite de oliva.

16. Frittata de vegetales: Saltea una variedad de vegetales como espinacas, tomates cherry, pimientos y cebolla en una sartén con un poco de aceite de oliva. Vierte una mezcla de huevos batidos, sal, pimienta y queso rallado bajo en grasa sobre los vegetales. Hornea hasta que esté cuajado y dorado.

17. Sopa de fideos de trigo integral con verduras: Prepara una sopa nutritiva con caldo de pollo bajo en sodio, fideos de trigo integral y una variedad de verduras como zanahorias, apio y espinacas. Condimenta con hierbas y especias al gusto.

18. Tacos vegetarianos: Rellena tortillas de maíz con una mezcla de alubias negras, pimientos asados, maíz, tomates en cubos y aguacate en rebanadas. Agrega salsa de yogur con cilantro y un poco de queso rallado bajo en grasa.

Recuerda adaptar las recetas según tus preferencias y necesidades. Puedes agregar o sustituir ingredientes según tu gusto personal. ¡Espero que estas recetas te ayuden a disfrutar de cenas deliciosas y saludables en la menopausia!

ZUMOS Y JUGOS

"Los zumos frescos son el elixir de la vida, una poderosa fuente de nutrientes"
(Norman Walker)

Los alimentos crudos, también llamados alimentos 'vivos', son una fuente excepcional de vitaminas, minerales, fibra, oligoelementos, enzimas y otros compuestos beneficiosos que protegen nuestra salud. Incorporarlos en la rutina alimentaria no solo ayuda a prevenir enfermedades, sino que también mejora síntomas asociados con diversos trastornos, retrasa el envejecimiento, regula la flora intestinal y aporta energía y vitalidad.

Además de consumir ensaladas, frutas enteras y frutos secos, una de las formas más sencillas y cómodas de garantizar este aporte diario es mediante la preparación de zumos, batidos y jugos caseros. Estas bebidas son una alternativa ideal para quienes no disfrutan de consumir frutas y verduras directamente, ofreciendo una manera deliciosa y nutritiva de integrar estos alimentos esenciales. En un mundo dominado por alimentos ultraprocesados y toxinas, necesitamos más que nunca buenos nutrientes que favorezcan la desintoxicación del organismo y mantengan la salud en equilibrio.

Una práctica común entre muchas personas es utilizar solo frutas para preparar sus zumos y batidos, pasando por alto las extraordinarias propiedades de las verduras y hortalizas. Incorporarlas no solo aporta variedad y mayor valor nutricional, sino que también potencia los beneficios de estas preparaciones, que destacan por sus capacidades antioxidantes, remineralizantes, tonificantes y alcalinizantes. Estas cualidades ayudan a equilibrar el organismo, rejuvenecer las células y mejorar el bienestar general. Además, incluir verduras y hortalizas permite reducir el índice glucémico, aumentar la sensación de saciedad y optimizar los beneficios para la salud.

Es importante destacar que la mayoría de los zumos disponibles en supermercados y tiendas están lejos de ser opciones saludables. Normalmente, estos productos industriales contienen cantidades excesivas de azúcares añadidos, edulcorantes, conservantes y otros aditivos químicos que resultan perjudiciales. Por otro lado, los procesos de pasteurización eliminan gran parte de las vitaminas y enzimas esenciales, y muchas carecen de fibra debido a su alto nivel de refinamiento. En muchos casos, contienen muy poca fruta real, convirtiéndose así en productos altamente procesados y carentes de valor nutricional.

Otro aspecto preocupante es su elevado índice glucémico, capaz de provocar picos de azúcar en la sangre, favorecer el aumento de peso y generar alteraciones metabólicas a largo plazo. Por estas razones, la mejor manera de disfrutar de zumos y batidos saludables es elaborarlos en casa, empleando ingredientes frescos, naturales y de calidad, garantizando así una bebida rica en nutrientes y beneficios reales para nuestro cuerpo.

Para mantener un cuerpo sano y lleno de energía, incorporar la ingesta diaria de zumos frescos de frutas, verduras y hortalizas es una práctica ideal. La amplia variedad de combinaciones posibles no solo proporciona sabor y frescura, sino que también ofrece ventajas específicas para afecciones como la artritis, gracias a nutrientes clave que favorecen el bienestar integral. Convertir esta costumbre en un hábito cotidiano puede transformar tu salud, revitalizarte y mejorar tu calidad de vida. ¡Atrévete a probarlo y siente la diferencia!

Zumos y jugos: Descubre su poder

Incorporar licuados o batidos en tu dieta puede ser una decisión excelente para tu salud. A continuación, se destacan algunos de sus beneficios más relevantes:

▸ **Cumplimiento de la ingesta recomendada de frutas y verduras**: Los licuados o batidos son una excelente manera de consumir fácilmente el mínimo recomendado de 5 raciones de frutas y verduras al día. Esto te ayudará a obtener una amplia variedad de nutrientes esenciales para tu salud.

‣ **Fácil asimilación y digestión**: Los licuados o batidos son de fácil asimilación y digestión para nuestro organismo. Al estar en forma líquida, facilitan la absorción de nutrientes y pueden ser una buena opción para personas con problemas digestivos.

‣ **Complemento vitamínico y mineral**: Los licuados o batidos son una excelente fuente de vitaminas y minerales. Al utilizar frutas y verduras frescas, obtendrás una amplia gama de nutrientes esenciales para el buen funcionamiento de tu cuerpo.

‣ **Depuración y desintoxicación del organismo**: Los licuados o batidos pueden ayudar a depurar y desintoxicar tu organismo. Al incluir ingredientes como verduras de hoja verde y alimentos ricos en antioxidantes, contribuyen a eliminar toxinas y mejorar la salud general.

‣ **Equilibrio del pH**: Debido al alto contenido de alimentos alcalinos, los licuados o batidos pueden ayudar a equilibrar el pH de tu cuerpo. Esto es beneficioso para mantener un ambiente interno saludable y prevenir enfermedades.

‣ **Reducción de la inflamación**: Los licuados o batidos pueden ayudar a reducir la inflamación en tu cuerpo. Al incluir ingredientes antiinflamatorios como jengibre, cúrcuma y verduras de hoja verde, contribuyen a aliviar la inflamación y mejorar la salud en general.

‣ **Sustitución de una comida completa**: Los licuados o batidos pueden ser una opción saludable y equilibrada para sustituir una comida completa. Al incluir ingredientes que aporten proteínas, grasas saludables y carbohidratos complejos, te sentirás saciada y obtendrás los nutrientes necesarios.

‣ **Mantenimiento del peso ideal**: Los licuados o batidos pueden ser una herramienta útil para mantener el peso ideal. Al ser bajos en calorías y ricos en nutrientes, te ayudarán a mantener una alimentación equilibrada y controlar el apetito.

‣ **Mejora de la calidad de la piel**: Los licuados o batidos pueden contribuir a mejorar la calidad de la piel. Los nutrientes presentes en las frutas y verduras, como las vitaminas A y C, ayudan a promover una piel saludable y radiante.

‣ **Retraso del envejecimiento celular**: Los licuados o batidos, gracias a su alto contenido de antioxidantes, pueden ayudar a retrasar el envejecimiento celular. Estos antioxidantes protegen las células del daño oxidativo y promueven una apariencia juvenil.

‣ **Aporte de energía y vitalidad**: Los licuados o batidos son una excelente fuente de energía y vitalidad. Al incluir ingredientes como frutas, verduras y superalimentos, te sentirás más enérgico y revitalizado a lo largo del día.

En conclusión, los licuados o batidos son una opción saludable y versátil para mejorar tu alimentación. Además de ser una forma fácil de consumir frutas y verduras, te aportarán una serie de beneficios para tu salud en general.

Diferencias entre los zumos caseros y los comerciales

Hoy en día, resulta confuso distinguir entre lo que es saludable y lo que no. Existe una inmensa variedad de productos alimenticios en los comercios, con estantes llenos de diferentes marcas de bebidas y preparados de frutas y verduras. En muchas ocasiones, nos dejamos llevar por la publicidad o por lo llamativo de sus envases, pero ¿son realmente "zumos de frutas y/o verduras"? ¿Conoces las diferencias entre el zumo casero y los que puedes comprar ya preparados? ¿Son estos últimos saludables? Si te detienes a leer detenidamente sus ingredientes y su composición nutricional, te llevarás muchas sorpresas. A continuación, analizaremos algunos detalles importantes:

‣ **Zumo de fruta**
Es una bebida elaborada con frutas frescas, refrigeradas o

congeladas, no fermentadas. Puede incluir la pulpa de la misma fruta obtenida aparte y también puede estar compuesto por varias frutas diferentes. En la etiqueta debe aparecer su composición en orden decreciente, indicando su porcentaje.

Se pueden aplicar tratamientos de esterilización o pasteurización para que no necesite refrigeración, lo que resulta en la pérdida de una gran parte de sus nutrientes naturales, como las vitaminas y enzimas. Además, carece de la fibra natural de la fruta.

▸ Zumo a partir de concentrados

Es una bebida que se obtiene después de reconstituir zumos de frutas concentrados, mezclándolos posteriormente con agua. En su elaboración se retira el jugo natural de la fruta mediante la evaporación o por otros procesos físicos, y posteriormente se le pueden añadir aromas o la pulpa de las mismas variedades de frutas.

Pierde las enzimas, la mayoría de las vitaminas y parte de los minerales, así como la fibra natural.

▸ Zumo de fruta deshidratado o en polvo

En su elaboración se elimina el agua de las frutas y se obtiene un producto deshidratado en forma de polvo, que luego se rehidrata añadiéndole agua. También pueden comercializarse directamente en polvo.

Se pierden las enzimas, vitaminas, minerales y fibra.

▸ Néctar de fruta

En realidad, no es un zumo. Es una bebida en la que se combinan un concentrado de frutas, agua y azúcares o edulcorantes.

Carece de los nutrientes de la fruta natural. Suelen añadírsele aditivos para dar sabor, color o para su conservación.

▸ Bebidas con zumo

Son bebidas que suelen combinar varias frutas, pero con un porcentaje de zumo muy bajo.

Las vitaminas y minerales naturales de la fruta son prácticamente inexistentes. Contienen principalmente agua, aromas, colorantes y edulcorantes.

‣ **Bebidas de zumo con leche**

No pueden ser denominadas zumos, ya que el contenido de zumo de frutas suele ser muy bajo y proviene de concentrados. Se combinan con leche, agua y aromas.

Las vitaminas que contienen no son las naturales de la fruta. Se añaden vitaminas en su elaboración debido a que estas se han perdido en el proceso.

Ventajas de los zumos y jugos caseros

Después de descubrir lo que realmente ingerimos cuando compramos zumos preparados, resulta evidente que hay muchas ventajas en prepararlos en casa. A continuación, se enumeran algunas:

‣ **Control total de los ingredientes**: Al hacer nuestros propios zumos, podemos estar seguros de los ingredientes que estamos utilizando. No hay lugar para sorpresas desagradables o aditivos innecesarios.

‣ **Variedad de frutas y verduras**: Podemos escoger las frutas y verduras que más nos gusten o que estén de temporada. Esto nos permite disfrutar de una amplia variedad de sabores y beneficios nutricionales.

‣ **Conservación del aroma y sabor auténtico**: Los zumos caseros mantienen todo el aroma y sabor auténtico de las frutas y verduras utilizadas. No hay nada mejor que disfrutar de un zumo fresco y delicioso.

‣ **Retención de nutrientes**: Al hacer nuestros propios zumos, conservamos todas las vitaminas, minerales, enzimas, antioxidantes y demás nutrientes naturales presentes en las frutas y verduras. Esto nos asegura que estamos obteniendo todos los beneficios para nuestra salud.

‣ **Calidad de los productos**: Podemos asegurarnos de que estamos utilizando productos de primera calidad, frescos, de temporada y en su punto exacto de maduración. Esto garantiza que nuestros zumos sean de la mejor calidad posible.

‣ **Alimentos de temporada**: Los alimentos de temporada contienen el máximo de nutrientes, tienen más sabor y suelen tener precios más reducidos. Al hacer nuestros propios zumos, podemos aprovechar al máximo estos beneficios.

‣ **Personalización del contenido de fibra**: Dependiendo de si utilizamos una licuadora o una batidora, podemos disfrutar de un zumo más claro, ligero y con menos fibra, o uno más cremoso y con mayor cantidad de su fibra natural. Esto nos permite adaptar los zumos a nuestras preferencias y necesidades.

‣ **Inclusión en la dieta de los niños**: Los zumos caseros son una excelente manera de incluir frutas y verduras en la dieta de los niños que no les gustan. Podemos combinar diferentes sabores y presentaciones para hacerlos más atractivos y apetitosos.

En resumen, preparar nuestros propios zumos nos brinda muchas ventajas, desde el control de los ingredientes hasta la conservación de los nutrientes y el sabor auténtico. Además, podemos adaptarlos a nuestras preferencias y necesidades, incluyendo a los niños en una alimentación saludable.

Recomendaciones generales

Los licuados o batidos son una excelente opción, pero existen algunas consideraciones que debemos tener en cuenta:

‣ **Consumo moderado de frutas**: Si bien las frutas son muy saludables, es importante tener en cuenta que contienen fructosa, el azúcar natural de la fruta. Consumir frutas en exceso puede no ser beneficioso para nuestra salud. Es recomendable consumir frutas de forma equilibrada y en moderación.

‣ **Frutas de temporada**: Optar por frutas de temporada es una buena opción, ya que suelen tener un mayor contenido de nutrientes, mejor sabor y precios más reducidos.

‣ **Combinación adecuada de frutas**: Al combinar diferentes frutas en nuestros licuados o batidos, es importante tener en cuenta que algunas frutas no combinan bien entre sí. Es recomendable investigar y elegir combinaciones que sean adecuadas y que nos brinden los beneficios deseados.

▸ **Cantidad moderada de ingredientes**: Las recetas de zumos, jugos y batidos suelen prepararse con pocos ingredientes, ya que agregar demasiados ingredientes o en grandes cantidades puede provocar gases y malestar digestivo. Es importante seguir las recetas y no excedernos en la cantidad de ingredientes.

▸ **Inclusión de hojas verdes o verduras**: Al preparar nuestros licuados o batidos, es recomendable incluir siempre alguna hoja verde o verdura. Esto ayuda a reducir el índice glucémico de la bebida y aporta nutrientes adicionales.

▸ **Endulzantes naturales en moderación**: Lo ideal es no endulzar los preparados, pero si es necesario, se puede agregar una pequeña cantidad de endulzante natural como stevia real o miel de abeja. Es importante moderar la cantidad de edulcorante utilizado.

▸ **Masticación incluso en líquidos**: Aunque los licuados y batidos son líquidos, es recomendable masticarlos para segregar enzimas digestivas que ayuden a una correcta digestión y evitar problemas como gases, inflamación e indigestión.

▸ **Conservación adecuada**: Es preferible consumir los licuados o batidos recién preparados, pero si no es posible, se pueden guardar en el refrigerador en un recipiente oscuro y cerrado. Además, si no se va a consumir todo de inmediato, se puede congelar en porciones individuales para su posterior consumo.

▸ **Personalización según preferencias**: Si deseas tentar o sorprender a tus niños, puedes congelar los zumos en moldes de formas divertidas. Esto puede hacer que consumir los licuados sea más divertido y atractivo.

En resumen, es importante tener en cuenta estas consideraciones al preparar y consumir licuados o batidos. Si bien las recetas incluidas en este libro están diseñadas para una correcta asimilación, cada persona es única y es posible que algunas opciones no sean adecuadas para todos. Es recomendable probar diferentes opciones y adaptar las recetas a nuestras necesidades y preferencias.

Posibles efectos adversos

Si sufres de **gastritis, colitis, colon irritable, estreñimiento o SIBO,** es importante tener en cuenta ciertas consideraciones al preparar tus licuados o batidos. Aquí se brindan algunas recomendaciones:

‣ **Utiliza una licuadora en lugar de una batidora**: Si padeces alguna de estas patologías, es mejor preparar tus zumos con una licuadora en lugar de una batidora. Esto se debe a que la licuadora ayuda a eliminar la fibra de los ingredientes, lo que puede ser beneficioso en estos casos.

‣ **Controla la cantidad de fibra**: Aunque la fibra es beneficiosa para la salud, es importante moderar su consumo en casos de gastritis, colitis, colon irritable o estreñimiento. La fibra en exceso puede provocar gases, distensión abdominal y/o estreñimiento. Por lo tanto, es recomendable controlar la cantidad de fibra que agregas a tus licuados, evitando ingredientes ricos en fibra como la pulpa de las frutas, semillas y cereales integrales.

‣ **Introduce los zumos gradualmente**: Tanto si los licuados, zumos o batidos te sientan bien o mal, es recomendable introducirlos gradualmente en tu dieta. Comienza con cantidades pequeñas y observa cómo reacciona tu cuerpo.

‣ **Consume los zumos con el estómago vacío**: Para evitar posibles molestias digestivas, es recomendable consumir los zumos con el estómago vacío. Esto permitirá una mejor asimilación de los nutrientes y facilitará la digestión.

Recuerda que cada persona es única y puede reaccionar de

manera diferente a los alimentos. Siempre es recomendable escuchar a tu cuerpo y adaptar las recetas según tus necesidades y tolerancia.

Consejos de preparación

Preparar zumos frescos es una forma fácil y saludable de aprovechar al máximo los nutrientes de los productos. Aquí tienes algunas sugerencias adicionales para asegurar un proceso seguro y óptimo:

‣ **Prioriza los productos biocultivados**: Siempre que sea posible, elige frutas y verduras que sean biocultivadas. Esto garantiza que estén libres de pesticidas y otros productos químicos dañinos.

‣ **Lava bien los productos**: Antes de preparar los zumos, es importante lavar bien las frutas, hortalizas y verduras para eliminar cualquier residuo de tierra, pesticidas o bacterias. Además, elimina las zonas dañadas o con moho para evitar contaminaciones.

‣ **Corta en trozos pequeños**: Para facilitar el proceso de licuado, corta la mayoría de las frutas y verduras en trozos pequeños. Esto permitirá que la licuadora o batidora los procese de manera más eficiente.

‣ **Adaptar ingredientes con bajo contenido de agua**: Algunas frutas y verduras con bajo contenido de agua, como los plátanos y aguacates, no se pueden licuar directamente. En su lugar, puedes preparar el zumo con el resto de los ingredientes y luego mezclar la fruta más sólida con una batidora.

‣ **Pelar ciertas frutas**: Es recomendable pelar las naranjas y pomelos antes de agregarlos al zumo, ya que su piel contiene sustancias tóxicas. Sin embargo, es beneficioso dejar la parte blanca, que es rica en nutrientes.

‣ **Pelar frutas tropicales**: Las frutas tropicales como la papaya y el kiwi, que se cultivan en países donde se permiten sustancias cancerígenas, también se deben pelar antes de utilizarlas en los zumos.

‣ **Retirar las pepitas:** Quita las pepitas de las manzanas, ya que contienen una pequeña cantidad de cianuro. Sin embargo, puedes exprimir las pepitas del limón, melón, uvas y lima junto con la fruta, ya que no representan un riesgo para la salud.

‣ **Considerar los tallos y hojas:** En la mayoría de los casos, puedes incluir los tallos y hojas de los alimentos en los zumos. Sin embargo, es importante quitar las hojas de zanahoria y ruibarbo, ya que contienen sustancias tóxicas.

‣ **Consumir el zumo recién preparado:** Para aprovechar al máximo los nutrientes, es recomendable preparar el zumo justo antes de beberlo. Esto evitará la oxidación y la pérdida de nutrientes.

‣ **Retirar hojas amargas de apio:** Si las hojas de apio tienen un sabor amargo, es recomendable quitarlas para mejorar el sabor del zumo.

Cuándo tomarlos

Existen tres formas diferentes de consumir los zumos:

‣ **Por la mañana en ayunas:** Selecciona una receta de zumo y consúmelo por la mañana, antes de cualquier otra comida. Tomar el zumo en ayunas permite una mejor absorción de nutrientes y puede ayudar a estimular el sistema digestivo.

‣ **Con el estómago vacío, antes de las comidas:** Elige una receta de zumo y consúmelo al menos 30 minutos antes de las comidas principales. Tomar el zumo con el estómago vacío permite una mejor digestión y absorción de los nutrientes.

‣ **Ayuno a base de zumos:** Si deseas realizar un ayuno a base de zumos, puedes seguirlo durante varios días para resolver o mejorar tu problema de salud. En este caso, elige de 2 a 3 recetas de zumos diferentes para asegurarte de obtener una alimentación equilibrada y nutritiva durante el ayuno.

Recetas

Los zumos y jugos hechos en casa son una forma deliciosa y nutritiva de aliviar los síntomas de la menopausia. Estas recetas están cargadas de ingredientes ricos en antioxidantes, vitaminas, minerales y fitoestrógenos, que ayudan a equilibrar las hormonas, reducir los sofocos y mejorar el estado de ánimo.

▸ **Zumo de remolacha, zanahoria y manzana:**
Ingredientes: 1 remolacha, 2 zanahorias, 1 manzana verde.
Preparación: Pela y corta la remolacha, las zanahorias y la manzana en trozos. Pásalos por el extractor de jugos y mezcla bien. Sirve frío.

▸ **Jugo de sandía y menta:**
Ingredientes: 2 tazas de sandía sin semillas, un puñado de hojas de menta fresca.
Preparación: Corta la sandía en trozos pequeños y colócalos en una licuadora junto con las hojas de menta. Licúa hasta obtener una mezcla suave y uniforme. Refrigera antes de servir.

▸ **Zumo de naranja y jengibre:**
Ingredientes: 4 naranjas, 1 trozo pequeño de jengibre.
Preparación: Exprime las naranjas para obtener el jugo. Ralla el jengibre y exprime su jugo. Mezcla ambos jugos y revuelve bien. Sirve con hielo si lo deseas.

▸ **Jugo de piña y coco:**
Ingredientes: 1 taza de piña en trozos, 1 taza de agua de coco.
Preparación: Coloca la piña y el agua de coco en una licuadora y mezcla hasta obtener una consistencia suave. Sirve frío y disfruta.

▸ **Zumo de arándanos y yogur:**
Ingredientes: 1 taza de arándanos, 1 taza de yogur natural sin azúcar, 1 cucharadita de miel.
Preparación: Coloca los arándanos, el yogur y la miel en una licuadora y mezcla hasta obtener una consistencia suave. Sirve frío y disfruta.

‣ Jugo de pepino, limón y menta:

Ingredientes: 1 pepino, el jugo de 2 limones, un puñado de hojas de menta fresca.

Preparación: Pela y corta el pepino en trozos. Coloca los trozos de pepino, el jugo de limón y las hojas de menta en una licuadora y mezcla hasta obtener una mezcla suave. Refrigera antes de servir.

‣ Zumo de fresas y plátano:

Ingredientes: 1 taza de fresas, 1 plátano maduro, ½ taza de leche de almendras.

Preparación: Lava y corta las fresas en trozos. Pela y corta el plátano en rodajas. Coloca las fresas, el plátano y la leche de almendras en una licuadora y mezcla hasta obtener una consistencia suave. Sirve frío.

‣ Jugo de uva y menta:

Ingredientes: 2 tazas de uvas sin semillas, un puñado de hojas de menta fresca.

Preparación: Lava las uvas y retira las semillas si es necesario. Coloca las uvas y las hojas de menta en una licuadora y mezcla hasta obtener una mezcla suave. Refrigera antes de servir.

‣ Zumo de manzana y jengibre:

Ingredientes: 2 manzanas verdes, 1 trozo pequeño de jengibre, 1/2 limón (opcional).

Preparación: Lava las manzanas y córtalas en trozos. Ralla el jengibre y exprime el limón si lo deseas. Pasa las manzanas y el jengibre por el extractor de jugos. Mezcla bien y añade el jugo de limón si lo prefieres más ácido. Sirve con hielo si lo deseas.

‣ Jugo de granada y naranja:

Ingredientes: 1 granada, 2 naranjas.

Preparación: Extrae las semillas de la granada y exprime las naranjas para obtener el jugo. Coloca ambos jugos en una licuadora y mezcla hasta obtener una consistencia suave. Refrigera antes de servir.

‣ Zumo de melón y pepino:

Ingredientes: 1 taza de melón en trozos, 1 pepino, 1/2 lima (opcional).

Preparación: Corta el melón y el pepino en trozos. Exprime el jugo de la lima si lo deseas. Pasa el melón y el pepino por el extractor de jugos. Mezcla bien y añade el jugo de lima si lo prefieres más ácido. Sirve frío.

‣ Jugo de zanahoria y naranja:

Ingredientes: 2 zanahorias, 3 naranjas.

Preparación: Pela las zanahorias y córtalas en trozos. Exprime las naranjas para obtener el jugo. Pasa las zanahorias por el extractor de jugos. Mezcla el jugo de zanahoria con el jugo de naranja y revuelve bien. Sirve con hielo si lo deseas.

‣ Zumo de mango y piña:

Ingredientes: 1 mango maduro, 1 taza de piña en trozos, 1/2 lima (opcional).

Preparación: Pela y corta el mango en trozos. Coloca el mango y la piña en una licuadora y mezcla hasta obtener una consistencia suave. Exprime el jugo de lima si lo deseas. Sirve frío.

‣ Jugo de mora y frambuesa:

Ingredientes: 1 taza de moras, 1/2 taza de frambuesas, 1 taza de agua de coco.

Preparación: Lava las moras y las frambuesas. Colócalas en una licuadora junto con el agua de coco y mezcla hasta obtener una mezcla suave. Refrigera antes de servir.

‣ Zumo de espinacas y naranja:

Ingredientes: 2 tazas de espinacas frescas, 3 naranjas.

Preparación: Lava las espinacas y escúrrelas. Exprime las naranjas para obtener el jugo. Coloca las espinacas y el jugo de naranja en una licuadora y mezcla hasta obtener una consistencia suave. Sirve bien frío.

‣ Jugo de tomate y albahaca:

Ingredientes: 2 tomates maduros, un puñado de hojas de albahaca, 1/2 limón (opcional).

Preparación: Lava los tomates y córtalos en trozos. Lava las hojas de albahaca. Pasa los tomates y la albahaca por el extractor de jugos. Exprime el jugo de limón si lo deseas. Mezcla bien y sirve con hielo si lo prefieres.

‣ Jugo de linaza y piña:
Combina 1 cucharada de semillas de linaza molidas, 1 taza de piña en trozos y 1 taza de agua en una licuadora.

‣ Zumo de remolacha y zanahoria:
Mezcla 1 remolacha pelada, 2 zanahorias y el jugo de 1 limón en una licuadora.

‣ Jugo de soja y bayas:
Combina 1 taza de leche de soja sin azúcar, 1 taza de bayas mixtas y 1 cucharada de semillas de chía.

‣ Zumo de sandía y menta:
Mezcla 2 tazas de sandía en cubos y un puñado de hojas de menta en una licuadora.

PLANTAS MEDICINALES

"La naturaleza es el médico más sabio" (Hipócrates)

Desde tiempos inmemoriales, la humanidad ha recurrido a la naturaleza para encontrar respuestas a sus necesidades. Las plantas medicinales, fieles aliadas en este viaje, han transmitido generosamente su sabiduría para aliviar dolencias y fortalecer nuestra salud. Este conocimiento milenario, cuidadosamente preservado a lo largo del tiempo, encuentra hoy un lugar renovado en el mundo moderno como una opción sana y sostenible frente a los desafíos actuales.

En una sociedad cada vez más consciente de los efectos adversos de algunos tratamientos farmacológicos y del impacto ambiental de diversas prácticas, las plantas medicinales resurgen con renovado protagonismo. Para quienes buscan un estilo de vida equilibrado, respetuoso y alineado con la naturaleza, estos tesoros verdes ofrecen herramientas valiosas. Este renacimiento refleja no solo una expansión del interés por lo ecológico, sino también una evolución hacia el cuidado integral del cuerpo y del planeta.

Lo que hace extraordinarias a estas maravillas naturales es la complejidad de sus compuestos, capaces de brindar propiedades antioxidantes, antiinflamatorias, antibacterianas y antivirales, entre otras. Su potencial abarca desde el alivio de problemas cotidianos, como el insomnio o la digestión lenta, hasta el apoyo en condiciones como el estrés crónico o las afecciones vinculadas al envejecimiento, entre otras muchas.

Más allá de tratar dolencias puntuales, estas especies son también una fuente muy valiosa de micronutrientes esenciales: vitaminas, minerales, fibra y antioxidantes que fortalecen el sistema inmunológico y promueven la salud a largo plazo.

Incorporarlas en la dieta o en rituales de cuidado personal es una solución sencilla, sostenible y eficaz tanto para la prevención como para el fortalecimiento del bienestar integral.

El reino vegetal nos regala una sorprendente diversidad: innumerables especies adaptadas a necesidades específicas. Desde una taza de infusión hasta bálsamos, tinturas o aceites esenciales, sus usos son tan amplios como su versatilidad, integrándose fácilmente en cualquier estilo de vida.

Más que remedios, las plantas medicinales nos invitan a reconectar con la naturaleza. Utilizar sus bondades implica respetar los ritmos naturales del entorno y valorar nuestra relación con los recursos que nos ofrece la tierra. Cada hierba o extracto parece un recordatorio palpable de nuestra conexión con el mundo vivo, ayudándonos a retomar ese equilibrio que va más allá de lo físico, alcanzando incluso lo espiritual.

Además de sus múltiples beneficios para la salud, las plantas medicinales destacan por su fácil acceso y su versatilidad. Muchas de ellas crecen de forma abundante en entornos naturales o pueden cultivarse en jardines y huertos domésticos, lo que las convierte en una alternativa asequible y sostenible. En un contexto global marcado por desigualdades económicas, estas aliadas del bienestar representan una opción inclusiva para complementar o, en algunos casos, reemplazar tratamientos costosos.

A lo largo de los siglos, el conocimiento sobre estas plantas ha sido preservado con esmero, transmitido oralmente y a través de escritos. Esta herencia, nacida del respeto por la naturaleza, encuentra hoy respaldo en la ciencia moderna, cuyos estudios avalan los efectos de los compuestos herbales sobre el organismo y arrojan luz sobre su mecanismo de acción. Es una unión potente entre tradición y tecnología, que amplía las posibilidades terapéuticas de estas maravillas.

No obstante, este vasto potencial exige un enfoque responsable. Cada organismo humano es único y, aunque las plantas poseen propiedades terapéuticas probadas, no están exentas de riesgos. Su interacción con medicamentos convencionales o su uso incorrecto podría generar efectos adversos. Por ello, resulta fundamental apoyarse en información clara y confiable para garantizar un empleo seguro y efectivo.

Un aspecto especialmente intrigante es la forma en que los componentes dentro de una planta trabajan en conjunto. Los extractos integrales, gracias a esta interacción compleja, suelen generar efectos más equilibrados y completos que los compuestos aislados. Las moléculas presentes interactúan de manera complementaria, maximizando sus beneficios mientras mitigan posibles efectos secundarios. Por otro lado, aislar los principios activos puede proporcionar soluciones más concentradas, pero también podría aumentar el riesgo de efectos adversos en el organismo.

El equilibrio natural de las plantas representa uno de los más grandes tesoros que nos ofrece la biodiversidad. Mientras los extractos integrales destacan por su suavidad y armonía al trabajar en conjunto con los procesos naturales del cuerpo, los compuestos aislados y sintetizados buscan mayor potencia, a menudo a costa de su estabilidad. Las moléculas presentes en las plantas colaboran de forma complementaria, maximizando beneficios y reduciendo posibles efectos secundarios, lo que hace de los remedios naturales una opción íntimamente alineada con nuestras necesidades.

En definitiva, las plantas medicinales son mucho más que herramientas terapéuticas: son un puente entre la sabiduría ancestral y la innovación científica. Nos recuerdan que la salud del cuerpo y del planeta están profundamente conectadas. Al proteger esta herencia, promovemos no solo nuestro bienestar, sino también el de generaciones futuras, renovando el equilibrio entre ser humano y naturaleza.

Información importante

Aunque las plantas tienen un origen natural, no deben considerarse completamente inofensivas. Sus principios activos pueden ocasionar efectos adversos o provocar alergias en ciertas personas.

Consumir una infusión ocasional rara vez genera problemas. No obstante, el uso excesivo, prolongado o en grandes cantidades puede derivar en molestias, reacciones alérgicas o incluso intoxicaciones.

La tolerancia a los remedios naturales varía según cada persona. Si estás embarazada, en período de lactancia o padeces alguna condición como enfermedades crónicas, alergias, insuficiencia renal o hepática, cáncer, o sigues un tratamiento médico, es fundamental que consultes la sección **"Conoce todo lo necesario sobre las plantas"** antes de utilizarlas. Allí encontrarás información clave sobre riesgos, contraindicaciones e interacciones para decidir de forma responsable.

Pautas para el uso de los remedios herbales

Para obtener resultados óptimos, es recomendable continuar con los remedios hasta la total desaparición de los síntomas. La duración del tratamiento dependerá de factores como la gravedad de la afección, su evolución, tu motivación y otros elementos importantes.

Es crucial tener presente que algunas plantas o remedios de fitoterapia no están diseñados para un uso continuo o prolongado. En estos casos, siempre encontrarás instrucciones claras al respecto.

Además de seguir las pautas de los remedios que verás a continuación, es igualmente importante abordar las causas subyacentes de tus síntomas. Para entender mejor el origen de tu problema de salud, te invito a consultar el capítulo inicial de este libro, en la sección "Causas", donde encontrarás información clave para tratar la raíz de la patología.

Por último, recuerda que la paciencia es esencial. Una dolencia que ha estado presente durante meses o años no puede resolverse en cuestión de días. Persevera y cuida tu bienestar de manera constante.

Medidas

Para garantizar resultados efectivos al preparar infusiones, decocciones y otras recetas a base de plantas, es fundamental respetar las siguientes medidas de dosificación:

‣ Una cucharada corresponde a una cucharada sopera rasa.
‣ Una cucharadita equivale a una cucharadita de postre rasa.

Plantas eficaces para uso externo

Durante la menopausia, algunos malestares pueden aliviarse utilizando plantas de manera tópica. Dependiendo del tipo de síntoma que experimentes, estas opciones naturales te ayudarán a recuperar el bienestar de forma eficaz. En casos de molestias más intensas, combinar remedios externos con internos puede potenciar los beneficios y acelerar el alivio. ¡Descubre cuáles son las mejores plantas para cuidar tu cuerpo en esta etapa!

‣ **Lavanda** (Lavandula angustifolia): El aceite esencial de lavanda es conocido por sus propiedades calmantes. Ayuda a reducir los síntomas de estrés y ansiedad, así como el insomnio asociado con la menopausia. Puedes usarlo de cualquiera de las siguientes maneras:

- Con 2 gotas de aceite natural de lavanda, frótate el pelo encima de la frente. El aroma de este aceite tiene un efecto calmante del sistema nervioso.

- Puedes preparar una infusión con mucha agua de las hojas y respirar hondo su vapor durante unos minutos.

- Vierte unas gotas de aceite esencial de lavanda sobre la palma de tu mano y masajea tus pies durante unos segundos.

- Vierte 3 ó 4 gotas de aceite de lavanda sobre un pañuelo o gasa y colócalo cerca de tu almohada.

- Antes de acostarte, vierte unas gotas de aceite esencial de lavanda en la palma de tu mano y frota la funda de tu almohada.

▸ **Aceite esencial de salvia** (Salvia officinalis): El aceite esencial de salvia puede ser útil para aliviar los sofocos. Diluye unas gotas de aceite esencial de salvia en un aceite portador como el aceite de almendras dulces y masajea suavemente en el área del cuello y el pecho.

▸ **Aceite esencial de menta** (Mentha): El aceite esencial de menta puede ser útil para aliviar los sofocos y la incomodidad causada por la sudoración excesiva. Diluye unas gotas de aceite esencial de menta en un aceite portador y aplícalo en la parte posterior del cuello y las sienes.

Plantas eficaces para uso interno

Existen diversas plantas que te ayudarán a aliviar o reducir progresivamente los síntomas de la menopausia. Entre las más destacadas, y ordenadas alfabéticamente, se encuentran: **aceite de onagra, agnus-castus o sauzgatillo, cimicífuga, dong quai, espino blanco, ginkgo biloba, hipérico, maca, ñame silvestre mexicano, raíz de regaliz, salvia y trébol rojo**.

Es recomendable consumir estas plantas en forma de infusiones o decocciones al natural, evitando endulzarlas. Si necesitas añadir un toque dulce, la mejor opción es emplear stevia 100% natural. Este endulzante es el único que no interfiere con sus propiedades beneficiosas.

Además, en caso de realizar una pausa en el consumo de alguna de estas plantas, puedes sustituirla por otra de la lista sin que se vean afectados los beneficios. Esto ayudará también a respetar los periodos de descanso recomendados para evitar la sobreexposición a ciertos componentes activos.

En los apartados siguientes, podrás encontrar información detallada sobre cada una de estas plantas: sus propiedades principales, cómo prepararlas correctamente, las dosis recomendadas y el tiempo máximo aconsejado para su uso. Asimismo, se incluirán los nombres científicos correspondientes, ya que algunas de estas plantas pueden recibir diversas denominaciones según la región o país donde vivas.

Aceite de onagra (Oenothera)

El aceite de onagra es conocido por sus beneficios para aliviar los síntomas de la menopausia. Contiene ácido gammalinolénico (AGL), un ácido graso esencial que ayuda a equilibrar las hormonas y reducir los sofocos, la sequedad vaginal y los cambios de humor.

‣ **Formas de tomarlo**: Este aceite se encuentra comúnmente en forma de cápsulas blandas o aceite líquido. También puedes encontrarlo en cremas tópicas para aliviar la sequedad vaginal. Las cápsulas son la forma más común y conveniente de consumirlo.

‣ **Receta de infusión**: Si prefieres tomarlo en forma de infusión, puedes seguir estos pasos:
  - Hierve una taza de agua.
  - Agrega una cucharadita de flores secas de onagra.
  - Deja reposar durante 10-15 minutos.
  - Cuela y bebe la infusión tibia.

‣ **Dosis recomendadas**: Las dosis pueden variar según la concentración del producto y las necesidades individuales. Sin embargo, las dosis típicas son las siguientes:
  - Cápsulas: Se recomienda tomar de 500 a 1.500 mg de aceite de onagra al día, divididas en dos o tres dosis.
  - Aceite líquido: La dosis recomendada es de 1 a 2 cucharaditas (5-10 ml) al día.

‣ **Duración del uso**: No hay un tiempo máximo establecido para el uso del aceite de onagra. Algunas mujeres lo toman durante toda la etapa de la menopausia, mientras que otras lo utilizan sólo durante períodos de mayor necesidad de alivio de los síntomas.

Agnus-castus (Vitex agnus-castus)

El agnus-castus, también conocido como sauzgatillo o vitex, es una hierba que se ha utilizado tradicionalmente para aliviar los síntomas de la menopausia.

‣ **Beneficios**: El agnus-castus ayuda a equilibrar las hormonas en la menopausia, al actuar sobre la glándula pituitaria y regular la producción de hormonas como el estrógeno y la progesterona. Algunos de sus beneficios incluyen la reducción de los sofocos, los cambios de humor y la sequedad vaginal.

‣ **Formas de tomarlo**: Está disponible en diferentes formas, como cápsulas, extractos líquidos y tinturas. Las cápsulas son la forma más común y fácil de consumirlo, ya que proporcionan una dosis precisa.

‣ **Receta de infusión**: Si prefieres tomarlo en forma de infusión, puedes seguir estos pasos:
  - Hierve una taza de agua.
  - Agrega una cucharadita de bayas secas de agnus-castus.
  - Deja reposar durante 10-15 minutos.
  - Cuela y bebe la infusión tibia.

‣ **Dosis recomendadas**: Las dosis pueden variar según la concentración del producto y las necesidades individuales. A continuación presento dosis típicas:
  - Cápsulas: Se recomienda tomar de 400 a 500 mg de agnus-castus una vez al día, preferiblemente por la mañana.
  - Extracto líquido: La dosis recomendada es de 40 gotas, dos veces al día.

‣ **Duración del uso**: No hay un tiempo máximo establecido para el uso del agnus-castus. Algunas mujeres lo toman durante un período prolongado, mientras que otras lo utilizan sólo durante los momentos de mayor necesidad de alivio de los síntomas.

Cimífuga o Cohosh negro (Actaea racemosa)

La cimífuga racemosa es una planta utilizada tradicional-mente para aliviar los síntomas de la menopausia.

‣ **Beneficios**: Se usa para aliviar los síntomas menopáusicos, como los sofocos, la sudoración nocturna, la sequedad vaginal y los cambios de humor. Contiene fitoestrógenos que ayudan a equilibrar las hormonas y reducir la intensidad de los síntomas.

▸ **Formas de tomarla**: Está disponible en diferentes formas, como cápsulas, extractos líquidos y tinturas. Las cápsulas son la forma más común y fácil de consumirla, ya que proporcionan una dosis precisa.

▸ **Receta de infusión**: Si prefieres tomarla en forma de infusión, puedes seguir estos pasos:
- Hierve una taza de agua.
- Agrega una cucharadita de raíz seca de cimífuga racemosa.
- Deja reposar durante 10-15 minutos.
- Cuela y bebe la infusión tibia.

▸ **Dosis recomendadas**: Las dosis pueden variar según la concentración del producto y las necesidades individuales. A continuación presento dosis típicas:
- Cápsulas: Se recomienda tomar de 20 a 40 mg de extracto de cimífuga racemosa dos veces al día.
- Extracto líquido: La dosis recomendada es de 2 a 4 ml, dos veces al día.

▸ **Duración del uso**: No hay un tiempo máximo establecido para el uso de la cimífuga racemosa. Se recomienda utilizarlo durante un mínimo de 6 semanas y evaluar su eficacia en el alivio de los síntomas.

Dong Quai (Angelica sinensis)

El dong quai, también conocido como angélica china, es una hierba utilizada tradicionalmente en la medicina tradicional china para tratar diversos síntomas, incluidos los asociados con la menopausia.

▸ **Beneficios**: Se utiliza para aliviar los síntomas como los sofocos, la sequedad vaginal y los cambios de humor. Contiene compuestos que ayudan a equilibrar las hormonas y proporcionar un alivio de los síntomas.

‣ **Formas de tomarlo**: Está disponible en diferentes formas, como cápsulas, extractos líquidos y tinturas. Las cápsulas son la forma más común y fácil de consumirlo, ya que proporcionan una dosis precisa.

‣ **Receta de infusión**: Si prefieres tomarlo en forma de infusión, puedes seguir estos pasos:
- Hierve una taza de agua.
- Agrega una cucharadita de raíz seca de dong quai.
- Deja reposar durante 10-15 minutos.
- Cuela y bebe la infusión tibia.

‣ **Dosis recomendadas**: Las dosis pueden variar según la concentración del producto y las necesidades individuales. A continuación presento dosis típicas:
- Cápsulas: Se recomienda tomar de 500 a 1.000 mg de dong quai al día, divididas en dos o tres dosis.
- Extracto líquido: La dosis recomendada es de 30 a 60 gotas, dos veces al día.

‣ **Duración del uso**: No hay un tiempo máximo establecido para el uso del dong quai. Se recomienda utilizarlo durante un mínimo de 6 semanas y evaluar su eficacia en el alivio de los síntomas.

Espino blanco (Crataegus monogyna)

El espino albar, también conocido como espino blanco, es una planta medicinal que se ha utilizado tradicionalmente para aliviar los síntomas de la menopausia.

‣ **Beneficios**: El espino albar es conocido por sus propiedades para calmar los trastornos emocionales y los síntomas del sistema cardiovascular. En la menopausia, puede ayudar a reducir los sofocos, la ansiedad, el insomnio, la irritabilidad y los problemas de circulación.

‣ **Formas de tomarlo**: Está disponible en diferentes formas, como cápsulas, extractos líquidos, tinturas y té. Las cápsulas y los extractos líquidos son las formas más comunes y fáciles de consumir, ya que proporcionan una dosis precisa.

‣ **Receta de infusión**: Si prefieres tomarlo en forma de infusión, puedes seguir estos pasos:
- Hierve una taza de agua.
- Agrega una cucharadita de flores secas de espino albar.
- Deja reposar durante 10-15 minutos.
- Cuela y bebe la infusión tibia.

‣ **Dosis recomendadas**: Las dosis pueden variar según la concentración del producto y las necesidades individuales. A continuación presento dosis típicas:
- Cápsulas: Se recomienda tomar de 300 a 500 mg de espino albar una o dos veces al día.
- Extracto líquido: La dosis recomendada es de 2 a 4 ml, dos veces al día.

‣ **Duración del uso**: No hay un tiempo máximo establecido para el uso del espino albar. Se recomienda utilizarlo durante un mínimo de 6 semanas y evaluar su eficacia en el alivio de los síntomas.

Ginkgo (Ginkgo Biloba)

Es una planta medicinal conocida por sus propiedades para mejorar la circulación y la función cognitiva. Aunque no está específicamente dirigido a los síntomas de la menopausia, puede ofrecer ciertos beneficios durante esta etapa de la vida.

‣ **Beneficios**: Ayuda a aliviar algunos síntomas, como los cambios de humor, la fatiga, la falta de concentración y la disminución de la función cognitiva. Además, mejora la circulación sanguínea y reduce los síntomas asociados, como las piernas cansadas y la retención de líquidos.

‣ **Formas de consumo**: Se encuentra disponible en diferentes formas, como cápsulas, tabletas, extractos líquidos y té. Las cápsulas y tabletas son las formas más comunes de tomarlo, ya que ofrecen una dosis precisa y fácil de usar.

‣ **Receta de infusión**: Si prefieres tomarlo en forma de infusión, puedes seguir estos pasos:
- Hierve una taza de agua.

- Agrega una cucharadita de hojas secas de ginkgo biloba.
- Deja reposar durante 10-15 minutos.
- Cuela y bebe la infusión tibia.

‣ **Dosis recomendadas**: Las dosis pueden variar según la concentración del producto y las necesidades individuales. A continuación presento dosis típicas:
- Cápsulas o tabletas: La dosis recomendada es de 120-240 mg al día, divididos en dos o tres dosis.
- Extracto líquido: La dosis recomendada es de 30-40 gotas, dos veces al día.

‣ **Duración del uso**: No hay un tiempo máximo establecido para el uso de ginkgo biloba. Sin embargo, se recomienda utilizarlo durante un mínimo de 6 semanas y evaluar su eficacia en el alivio de los síntomas.

Hipérico (Hypericum perforatum)

El hipérico, también conocido como hierba de San Juan, es una planta medicinal ampliamente utilizada para tratar los síntomas de la menopausia.

‣ **Beneficios**: Se utiliza para aliviar los síntomas de la menopausia, como los cambios de humor, la depresión, la ansiedad y los problemas de sueño. Sus compuestos activos actúan sobre los neurotransmisores en el cerebro, mejorando el estado de ánimo y proporcionando un alivio de los síntomas emocionales.

‣ **Formas de consumo**: Está disponible en diferentes formas, como cápsulas, tabletas, extractos líquidos y té. Las cápsulas y tabletas son las formas más comunes de tomarlo, ya que ofrecen una dosis precisa y fácil de usar.

‣ **Receta de infusión**: Si prefieres tomarlo en forma de infusión, puedes seguir estos pasos:
- Hierve una taza de agua.
- Agrega una cucharadita de flores secas de hipérico.
- Deja reposar durante 10-15 minutos.
- Cuela y bebe la infusión tibia.

‣ **Dosis recomendadas**: Las dosis pueden variar según la concentración del producto y las necesidades individuales. A continuación presento dosis típicas:
  - Cápsulas o tabletas: La dosis recomendada es de 300-600 mg al día, divididos en dos o tres dosis.
  - Extracto líquido: La dosis recomendada es de 20-30 gotas, dos veces al día.

‣ **Duración del uso**: El tiempo máximo recomendado para el uso continuado del hipérico es de 3 meses. Después de este período, es recomendable hacer una pausa de 1 mes y evaluar la eficacia del tratamiento. Si es necesario continuar, sigue la pauta de tomarlo 3 meses y descansar 1 mes. En ese mes de descanso, puedes utilizar cualquiera de las otras plantas recomendadas.

Maca (Lepidium meyenii)

La maca es un superalimento originario de los Andes, conocido por sus propiedades adaptogénas y beneficios para la salud hormonal.

‣ **Beneficios**: Se ha observado que la maca ayuda a reducir los sofocos, mejorar el estado de ánimo, aumentar la energía, aliviar los síntomas de la depresión y mejorar la libido. Además, la maca es rica en nutrientes esenciales como vitaminas, minerales y antioxidantes, lo que la convierte en un complemento nutricional valioso durante esta etapa de la vida.

‣ **Formas de consumo**: La maca se encuentra disponible en diferentes formas, como polvo, cápsulas, tabletas y extractos líquidos. El polvo de maca es la forma más común y versátil de consumirla, ya que se puede agregar a batidos, yogures, postres y recetas de cocina.

‣ **Receta de infusión**: Si prefieres tomarla en forma de infusión, puedes seguir estos pasos:
  - Hierve una taza de agua.
  - Agrega una cucharadita de polvo de maca.
  - Deja reposar durante 10-15 minutos.

- Cuela y bebe la infusión tibia.

‣ **Dosis recomendadas**: Las dosis pueden variar según la concentración del producto y las necesidades individuales. A continuación presento dosis típicas:
  - Polvo de maca: La dosis recomendada es de 1-3 cucharaditas (5-15 gramos) al día.
  - Cápsulas o tabletas: La dosis recomendada es de 1.500-3.000 mg al día.

‣ **Duración del uso**: No hay un tiempo máximo establecido para el uso de la maca. Sin embargo, se recomienda utilizarla durante un período de 2 a 3 meses y luego hacer una pausa de 1 mes.

Ñame silvestre (Dioscorea villosa)

El ñame silvestre mexicano, también conocido como Dioscorea mexicana, es una planta utilizada tradicionalmente en la medicina herbal para tratar diversos problemas de salud, incluyendo los síntomas de la menopausia.

‣ **Beneficios**: Contiene compuestos fitoestrogénicos, como la diosgenina, el cual tiene un efecto similar al estrógeno en el cuerpo. Estos fitoestrógenos ayudan a aliviar los síntomas de la menopausia, como los sofocos, la sequedad vaginal, los cambios de humor y la disminución de la densidad ósea.

‣ **Formas de consumo**: El ñame silvestre mexicano se puede encontrar en diferentes formas, como cápsulas, tabletas, tinturas y extractos líquidos. Las cápsulas y tabletas son las formas más comunes de tomarlo, ya que ofrecen una dosis precisa y fácil de usar.

‣ **Receta de infusión**: Si prefieres consumirlo en forma de infusión, puedes seguir estos pasos:
  - Hierve una taza de agua.
  - Agrega una cucharadita de raíz seca de ñame silvestre.
  - Deja reposar durante 10-15 minutos.
  - Cuela y bebe la infusión tibia.

‣ **Dosis recomendadas**: Las dosis pueden variar según la concentración del producto y las necesidades individuales. Es importante seguir las recomendaciones del fabricante. Las dosis típicas pueden ser:
  - Cápsulas o tabletas: La dosis recomendada es de 500-1.000 mg al día, divididos en dos o tres dosis.
  - Extracto líquido: La dosis recomendada es de 30-60 gotas, dos veces al día.

‣ **Duración del uso**: No hay un tiempo máximo establecido para el uso del ñame silvestre mexicano. Sin embargo, se recomienda utilizarlo durante un mínimo de 6 semanas y evaluar su eficacia en el alivio de los síntomas.

Regaliz (Glycyrrhiza glabra)

El regaliz es una planta medicinal utilizada desde hace siglos en la medicina tradicional para tratar diversos trastornos de salud, incluyendo los síntomas de la menopausia.

‣ **Beneficios**: La raíz de regaliz contiene compuestos activos, como los fitoestrógenos, que tienen un efecto similar al estrógeno en el cuerpo. Estos fitoestrógenos ayudan a aliviar los síntomas de la menopausia, como los sofocos, la sequedad vaginal, los cambios de humor y la disminución de la densidad ósea. Además, el regaliz tiene propiedades antiinflamatorias y antioxidantes, lo que contribuye a mejorar la salud general durante esta etapa de la vida.

‣ **Formas de consumo**: Se puede encontrar en diferentes formas, como cápsulas, tabletas, extractos líquidos y polvo. También se puede consumir en forma de infusión, que es una manera tradicional y popular de aprovechar sus beneficios.

‣ **Receta de infusión**: Para preparar una infusión de raíz de regaliz, sigue estos pasos:
  - Hierve una taza de agua.
  - Agrega una cucharadita de raíz de regaliz seca.
  - Deja reposar durante 10-15 minutos.
  - Cuela y bebe la infusión tibia.

‣ **Dosis recomendadas**: Las dosis pueden variar según la concentración del producto y las necesidades individuales. Es importante seguir las recomendaciones del fabricante. Las dosis típicas pueden ser:
   - Cápsulas o tabletas: La dosis recomendada es de 200-600 mg al día, divididos en dos o tres dosis.
   - Extracto líquido: La dosis recomendada es de 30-60 gotas, dos veces al día.
   - Polvo: La dosis recomendada es de 1-3 gramos al día.

‣ **Duración del uso**: No hay un tiempo máximo establecido para el uso de la raíz de regaliz. Sin embargo, se recomienda utilizarla durante un período de tiempo limitado y evaluar su eficacia en el alivio de los síntomas. Se sugiere hacer pausas periódicas y monitorear cualquier efecto secundario o cambios en la salud.

Salvia (Salvia officinalis)

La salvia, también conocida como Salvia officinalis, es una planta herbácea que se ha utilizado durante siglos en la medicina tradicional para tratar una variedad de afecciones, incluyendo los síntomas de la menopausia.

‣ **Beneficios**: Contiene compuestos activos, como los fitoestrógenos y los polifenoles, que ayudan a aliviar los síntomas de la menopausia. Estos compuestos regulan los desequilibrios hormonales, reducen los sofocos, mejoran el estado de ánimo y alivian la sequedad vaginal. Además, la salvia tiene propiedades antioxidantes y antiinflamatorias, lo cual contribuye a mejorar la salud general.

‣ **Formas de consumo**: Se puede encontrar en diferentes formas, como cápsulas, tabletas, tinturas, extractos líquidos y hojas secas. La forma más común de tomarla es en forma de infusión.

‣ **Receta de infusión**: Para preparar una infusión de salvia, sigue estos pasos:
   - Hierve una taza de agua.
   - Agrega una cucharadita de hojas secas de salvia.

- Deja reposar durante 10-15 minutos.
- Cuela y bebe la infusión tibia.

Puedes agregar otras hierbas, como manzanilla o menta, para mejorar el sabor de la infusión.

‣ **Dosis recomendadas**: Las dosis pueden variar según la concentración del producto y las necesidades individuales. Es importante seguir las recomendaciones del fabricante. Las dosis típicas pueden ser:
- Cápsulas o tabletas: La dosis recomendada es de 300-600 mg al día, divididos en dos o tres dosis.
- Extracto líquido: La dosis recomendada es de 30-60 gotas, dos veces al día.

‣ **Duración del uso**: No hay un tiempo máximo establecido para el uso de la salvia. Sin embargo, se recomienda hacer pausas de 1 mes por cada 3 meses de uso y monitorear cualquier efecto secundario o cambios en la salud.

Trébol rojo (Trifolium pratense)

El trébol rojo, científicamente conocido como Trifolium pratense, es una planta que se ha utilizado tradicionalmente para tratar los síntomas de la menopausia.

‣ **Beneficios**: Contiene compuestos fitoestrogénicos, como los isoflavonoides, que ayudan a aliviar los síntomas. Estos compuestos actúan como estrógenos débiles en el cuerpo, lo cual ayuda a compensar la disminución de los niveles hormonales durante la menopausia. Los beneficios del trébol rojo incluyen la reducción de los sofocos, la sequedad vaginal, la sudoración nocturna y los cambios de humor.

‣ **Formas de consumo**: Se puede encontrar en diferentes formas, como cápsulas, tabletas, extractos líquidos y hojas secas. Una forma común de consumirlo es en forma de infusión.

‣ **Receta de infusión**: Para preparar una infusión de trébol rojo, sigue estos pasos:
- Hierve una taza de agua.

- Agrega una cucharadita de flores secas de trébol rojo.
- Deja reposar durante 10-15 minutos.
- Cuela y bebe la infusión tibia.
Puedes endulzar la infusión con miel si lo deseas.

‣ **Dosis recomendadas**: Las dosis pueden variar según la concentración del producto y las necesidades individuales. Es importante seguir las recomendaciones del fabricante. Las dosis típicas pueden ser:
- Cápsulas o tabletas: La dosis recomendada es de 40-160 mg al día, divididos en dos o tres dosis.
- Extracto líquido: La dosis recomendada es de 30-60 gotas, dos veces al día.

‣ **Duración del uso**: No hay un tiempo máximo establecido para el uso del trébol rojo. Sin embargo, se recomienda hacer pausas de 1 mes por cada 3 meses de uso y monitorear cualquier efecto secundario o cambios en la salud.

Recuerda que cada persona es única y puede responder de manera diferente a los suplementos. Consulta los posibles efectos secundarios, contraindicaciones e interacciones al final de este capítulo.

Recetas de fitoterapia

Aunque las plantas mencionadas anteriormente son eficaces cuando se utilizan de manera individual, sus propiedades pueden amplificarse cuando se combinan adecuadamente. A continuación, se presentan algunas combinaciones especial-mente efectivas:

‣ **Receta de Fitoterapia Nº 1**
Infusión equilibrante para la menopausia:
Ingredientes:
- 1 cucharadita de hojas de salvia
- 1 cucharadita de flores de trébol rojo
- 1 cucharadita de raíz de regaliz

Instrucciones:
1. Hierve una taza de agua caliente.

2. Agrega la hojas de salvia, las flores de trébol rojo y la raíz de regaliz en el agua caliente.

3. Deja reposar durante 10 minutos para permitir que las propiedades de las plantas se infundan en el agua.

4. Cuela la infusión para retirar los restos de las plantas.

5. Bebe esta infusión hasta dos veces al día para ayudar a aliviar los síntomas de la menopausia.

‣ **Receta de Fitoterapia Nº 2**
Tónico hormonal para la menopausia:
Ingredientes:
- 1 cucharadita de dong quai en polvo
- 1 cucharadita de raíz de maca en polvo
- 1 cucharadita de raíz de cohosh negro en polvo

Instrucciones:

1. Mezcla en un recipiente el dong quai en polvo, la raíz de maca en polvo y la raíz de cohosh negro en polvo.

2. Vierte la mezcla en un frasco hermético y guárdala en un lugar fresco y seco.

3. Para utilizarlo, añade una cucharadita de la mezcla de hierbas en polvo a un vaso de agua caliente.

4. Revuelve bien hasta que se disuelva completamente.

5. Bebe este tónico hormonal una vez al día para ayudar a equilibrar los niveles hormonales durante la menopausia.

‣ **Receta de Fitoterapia Nº 3**
Infusión calmante para la menopausia:
Ingredientes:
- 1 cucharadita de hierba de San Juan o hipérico
- 1 cucharadita de flor de lavanda
- 1 cucharadita de hojas de melisa

Instrucciones:

1. Hierve una taza de agua caliente.

2. Agrega la hierba de San Juan, la flor de lavanda y las hojas de melisa en el agua caliente.

3. Deja reposar durante 10 minutos para permitir que las propiedades de las plantas se infundan en el agua.

4. Cuela la infusión para retirar los restos de las plantas.

5. Bebe esta infusión una vez al día para ayudar a aliviar los

síntomas, como la ansiedad y la irritabilidad.

Esta receta combina la hierba de San Juan, que es conocida por sus propiedades calmantes y antidepresivas, la flor de lavanda que también tiene propiedades relajantes y la melisa que ayuda a reducir la ansiedad y mejorar el estado de ánimo.

‣ **Receta de Fitoterapia Nº 4**
Tónico refrescante para la menopausia:
Ingredientes:
- 1 cucharadita de menta
- 1 cucharadita de salvia
- 1 cucharadita de melisa

Instrucciones:
1. Hierve una taza de agua caliente.
2. Agrega la menta, la salvia y la melisa en el agua caliente.
3. Deja reposar durante 10 minutos para permitir que las propiedades de las plantas se infundan en el agua.
4. Cuela la infusión para retirar los restos de las plantas.
5. Bebe esta infusión una vez al día para ayudar a aliviar los sofocos y la sudoración excesiva durante la menopausia.

Esta receta combina la menta, que tiene un efecto refrescante y ayuda a reducir los sofocos, la salvia que es conocida por sus propiedades reguladoras de la transpiración y la melisa que tiene un efecto calmante y puede ayudar a mejorar el estado de ánimo.

Nota: La menta les produce reflujo a algunas personas. Si es tu caso, no la utilices.

‣ **Receta de Fitoterapia Nº 5**
Infusión revitalizante para la menopausia:
Ingredientes:
- 1 cucharadita de raíz de ashwagandha en polvo
- 1 cucharadita de raíz de ginseng en polvo
- 1 cucharadita de hojas de ortiga

Instrucciones:
1. Hierve una taza de agua caliente.

2. Agrega la raíz de ashwagandha, la raíz de ginseng y las hojas de ortiga en el agua caliente.

3. Deja reposar durante 10 minutos para permitir que las propiedades de las plantas se infundan en el agua.

4. Cuela la infusión para retirar los restos de las plantas.

5. Bebe esta infusión una vez al día para ayudar a aumentar la energía y revitalizar durante la menopausia.

Esta receta combina la raíz de ashwagandha y la raíz de ginseng, que son conocidas por sus propiedades adaptogénicas que ayudan a mejorar la resistencia al estrés y aumentar la energía, y las hojas de ortiga que contienen nutrientes esenciales que ayudan a equilibrar los niveles hormonales y promover la vitalidad.

‣ Receta de Fitoterapia Nº 6
Infusión relajante para la menopausia:
Ingredientes:
- 1 cucharadita de camomila
- 1 cucharadita de valeriana
- 1 cucharadita de pasiflora

Instrucciones:
1. Hierve una taza de agua caliente.

2. Agrega la camomila, la valeriana y la pasiflora en el agua caliente.

3. Deja reposar durante 10 minutos para permitir que las propiedades de las plantas se infundan en el agua.

4. Cuela la infusión para retirar los restos de las plantas.

5. Bebe esta infusión una vez al día, preferiblemente antes de acostarte, para ayudar a relajar el cuerpo y la mente.

Esta receta combina la camomila, que tiene un efecto calmante y ayuda a reducir la ansiedad y la irritabilidad, la valeriana que es conocida por sus propiedades sedantes y relajantes, y la pasiflora que ayuda a promover la relajación y mejorar la calidad del sueño.

‣ Receta de Fitoterapia Nº 7
Infusión para aliviar los sofocos:
Ingredientes:

- 1 cucharadita de salvia
- 1 cucharadita de trébol rojo
- 1 cucharadita de cohosh negro

Instrucciones:
1. Hierve una taza de agua caliente.
2. Agrega la salvia, el trébol rojo y el cohosh negro en el agua caliente.
3. Deja reposar durante 10 minutos para permitir que las propiedades de las plantas se infundan en el agua.
4. Cuela la infusión para retirar los restos de las plantas.
5. Bebe esta infusión hasta dos veces al día para ayudar a reducir los sofocos y los síntomas de la menopausia.

Pasos simples para preparar una tintura

Las tinturas, también conocidas como extractos botánicos concentrados, son una forma eficaz y potente para aprovechar los beneficios terapéuticos de las plantas medicinales. Mediante un cuidadoso proceso de extracción, se obtienen los compuestos esenciales, como fitoquímicos y principios activos, que concentran valiosas propiedades curativas.

Estas soluciones líquidas han sido empleadas durante siglos en la medicina tradicional por su comprobada eficacia y gran versatilidad. En años recientes, han retomado su relevancia gracias al interés creciente en los remedios naturales y las prácticas herbales.

El método para preparar estos extractos puede variar, aunque generalmente consiste en sumergir partes vegetales –raíces, hojas, flores o cortezas– en un solvente como alcohol, glicerina o agua. Durante el reposo, los elementos activos de la planta se transfieren al líquido, convirtiéndolo en un concentrado medicinal que conserva sus propiedades esenciales.

Una de las principales ventajas de estas preparaciones es su practicidad. Pueden administrarse oralmente añadiendo unas gotas a agua o jugo, lo que facilita su rápida absorción. Además, su elevada concentración permite ajustar la dosis de manera precisa según las necesidades de cada persona.

‣ Pasos para preparar una tintura de salvia:

Ingredientes:
- 30 gramos de planta seca o 100 gramos de hojas frescas de salvia.
- 500 ml de alcohol de 60 grados, vodka o brandy. (Si no se puede consumir alcohol, se puede utilizar vinagre de manzana o glicerina vegetal).
- Un frasco de vidrio de aproximadamente 500 ml con tapa hermética.
- Un frasco con gotero de color marrón oscuro para protegerlo de la luz.

Preparación:
1. Machaca o tritura bien las hojas y tallos de salvia y colócalos en el frasco de vidrio hermético.
2. Llena el resto del frasco con el alcohol, vodka, brandy o vinagre. Agita bien y guárdalo en un lugar oscuro, alejado de fuentes de calor.
3. Déjalo macerar como mínimo 10 días, aunque lo ideal son de 4 a 6 semanas. Agita el frasco una vez a la semana y vuelve a guardarlo hasta que esté listo.
4. Luego, filtra la tintura preferiblemente utilizando una gasa esterilizada de algodón o un colador de malla fina, en un recipiente de cristal.
5. Transfiere la tintura al frasco de vidrio marrón con gotero y ciérralo adecuadamente. Es recomendable etiquetar la botella con la fecha de embotellado.

Dosificación:
La dosis recomendada es de aproximadamente 30 gotas, 2 ó 3 veces al día durante un máximo de 8 semanas consecutivas. Después, se debe tomar un descanso de 1 mes antes de continuar si es necesario (8 semanas de tratamiento y 1 mes de descanso).

Conservación:
Guarda la tintura en un lugar fresco y oscuro, y verifica siempre la fecha de caducidad (1 año).

Conoce todo lo necesario sobre las plantas

En esta sección, profundizaremos en las especies botánicas más recomendadas para el tratamiento de la patología que nos ocupa. Encontrarás información clave sobre sus posibles efectos adversos, contraindicaciones e interacciones, así como detalles completos sobre cada planta. Desde su descripción y hábitat hasta las partes utilizadas, componentes químicos, historia y propiedades terapéuticas, este capítulo está diseñado para llevarte en un fascinante viaje de descubrimiento.

Mi objetivo es ofrecerte una visión integral de estas plantas, ayudándote a comprender su contexto y valorar sus múltiples beneficios. Exploraremos su origen histórico y su relevancia en la medicina tradicional, destacando su papel en el cuidado natural.

Quiero que te conviertas en una persona experta en estas especies, capaz de tomar decisiones informadas en la búsqueda de tu bienestar. ¡Prepárate para ampliar tus conocimientos y descubrir el extraordinario poder curativo de la naturaleza!

Agnus-castus o sauzgatillo (Vitex agnus-castus)

Componentes:
Contiene una variedad de componentes bioactivos, entre los que se incluyen flavonoides, iridoides, lignanos y aceites esenciales. Los flavonoides actúan como antioxidantes y tienen propiedades antiinflamatorias. Los iridoides tienen efectos hormonales y los lignanos se consideran fitoestrógenos. Los aceites esenciales presentes contienen compuestos volátiles que tienen diversas propiedades terapéuticas.

Historia y tradición:
El sauzgatillo ha sido utilizado en la medicina tradicional durante siglos. Los antiguos griegos y romanos lo utilizaban para tratar una variedad de afecciones relacionadas con el sistema reproductivo femenino. También se menciona en textos médicos medievales, donde se le atribuían propiedades para calmar los impulsos sexuales.

Propiedades terapéuticas:
Se ha utilizado tradicionalmente para tratar desequilibrios hormonales en las mujeres, como el síndrome premenstrual (SPM) y el síndrome de ovario poliquístico (SOP). Sus componentes actúan sobre la glándula pituitaria, ayudando a regular la producción de hormonas.

Además, posee propiedades antiinflamatorias, analgésicas y antioxidantes. También se utiliza para aliviar los síntomas de la menopausia, como los sofocos y la irritabilidad.

Efectos adversos o secundarios:
Aunque el sauzgatillo se considera generalmente seguro para la mayoría de las personas, algunas pueden experimentar efectos adversos. Estos efectos secundarios pueden incluir dolor de cabeza, náuseas, trastornos gastrointestinales leves y erupciones cutáneas. En casos raros, se han reportado mareos y sequedad en la boca.

Contraindicaciones:
No se recomienda en casos de embarazo o lactancia, ya que puede tener efectos hormonales y potencialmente interferir con el desarrollo fetal. También se desaconseja su uso en personas que estén tomando fármacos hormonales o anticonceptivos, ya que podría interferir con su eficacia.

Además, las mujeres que tienen antecedentes de trastornos hormonales, como cáncer de mama, endometriosis o fibromas uterinos, deben consultar a su médico antes de usar sauzgatillo, ya que podría agravar estos trastornos.

Interacciones:
Puede interactuar con ciertos medicamentos, por lo que es importante tener precaución si se está tomando algún tratamiento. Se ha observado que puede aumentar los efectos de medicamentos que actúan sobre el sistema dopaminérgico, como los antipsicóticos, y puede interferir con medicamentos hormonales, anticonceptivos orales y terapia de reemplazo hormonal. Es fundamental consultar a un médico o farmacéutico antes de combinar el sauzgatillo con otros medicamentos.

Ashwagandha (Withania somnifera)

Componentes:
Contiene una variedad de componentes químicos activos que le confieren sus propiedades terapéuticas. Algunos de los componentes más importantes incluyen alcaloides, lactonas esteroides (llamadas withanólidos), flavonoides, taninos y oligosacáridos. Estos compuestos tienen propiedades antioxidantes, antiinflamatorias, adaptogénicas y neuroprotectoras.

Historia y tradición:
La Ashwagandha tiene una larga historia de uso en la medicina tradicional india, conocida como Ayurveda. Se ha utilizado durante miles de años para promover la salud y el bienestar general, así como para tratar una variedad de dolencias. En la medicina Ayurveda, se considera una hierba "rasayana", que se utiliza para promover la longevidad y rejuvenecer el cuerpo y la mente.

Propiedades terapéuticas:
Se ha estudiado ampliamente en la investigación moderna y se ha encontrado que tiene una amplia gama de propiedades terapéuticas. Tiene efectos adaptogénicos, lo que significa que ayuda al cuerpo a adaptarse y resistir el estrés físico, mental y emocional. También se ha utilizado para ayudar a reducir los niveles de estrés, mejorar la función cognitiva, promover un sueño saludable, equilibrar los niveles hormonales y fortalecer el sistema inmunológico. Además, la Ashwagandha se ha investigado por sus efectos antitumorales, antioxidantes y antiinflamatorios.

Efectos adversos o secundarios:
En general, la Ashwagandha se considera segura cuando se consume en dosis adecuadas. Sin embargo, algunas personas pueden experimentar efectos secundarios leves, como malestar estomacal, diarrea o somnolencia. En casos raros, se han reportado reacciones alérgicas. Además, debido a sus propiedades adaptogénicas, la Ashwagandha aumenta los niveles de energía y, en algunos casos, puede causar insomnio si se consume en dosis altas o cerca de la hora de dormir. Se recomienda

comenzar con dosis bajas e incrementar gradual-mente para evaluar la tolerancia individual.

Contraindicaciones:
Aunque es generalmente segura, existen algunas contra-indicaciones a tener en cuenta. No se recomienda su uso durante el embarazo, ya que puede tener efectos estimulantes sobre el útero. Además, las personas que tienen trastornos autoinmunes, como lupus o artritis reumatoide, deben evitar su consumo, ya que puede estimular el sistema inmunológico y empeorar los síntomas. También se aconseja precaución en personas con hipertiroidismo, ya que puede aumentar los niveles de hormonas tiroideas.

Interacciones:
Puede interactuar con ciertos fármacos. Puede aumentar los efectos sedantes de los medicamentos para dormir, los tranquilizantes y los antidepresivos. Además, puede interferir con medicamentos inmunosupresores al aumentar la actividad del sistema inmunológico. También se ha observado que la Ashwagandha puede disminuir los niveles de azúcar en sangre, por lo que las personas con diabetes que toman medicamentos hipoglucemiantes deben tener cuidado y monitorear sus niveles de glucosa con regularidad.

Cimífuga racemosa (Actaea racemosa)

Componentes:
La Cimífuga contiene una variedad de componentes activos, incluyendo compuestos fenólicos, flavonoides, triterpenos y fitoestrógenos. Entre los compuestos más estudiados se encuentran la cimicifugósido, el ácido fukinólico y la cimicifugina. Estas sustancias pueden tener efectos beneficiosos en el organismo.

Historia y tradición:
La Cimífuga ha sido utilizada durante siglos por las tribus nativas americanas para tratar diversos problemas de salud, como los trastornos menstruales, los síntomas de la menopau-sia y los dolores musculares. Posteriormente, los colonizadores europeos adoptaron el uso de esta planta y la llevaron a Europa,

donde se ha utilizado en la medicina tradicional durante décadas.

Propiedades terapéuticas:
La Cimífuga ha sido estudiada por sus posibles propiedades terapéuticas en diferentes áreas de la salud. Se ha utilizado principalmente para tratar los síntomas de la menopausia, como los sofocos, la sudoración nocturna y la irritabilidad. También se le atribuyen propiedades analgésicas y antiinflamatorias, lo que la hace útil para aliviar dolores musculares y articulares.

Efectos adversos o secundarios:
Aunque se considera generalmente segura cuando se utiliza correctamente, puede causar efectos secundarios en algunas personas. Estos efectos pueden incluir malestar gastrointestinal, dolores de cabeza, mareos, erupciones cutáneas y cambios en el ritmo cardíaco.

Algunos informes han sugerido una posible asociación entre el uso de la Cimífuga y daño hepático, aunque es extremadamente raro. Se recomienda precaución y supervisión médica al utilizarla, especialmente en personas con enfermedades hepáticas preexistentes.

Contraindicaciones:
Las mujeres embarazadas o en período de lactancia deben evitar el uso de la Cimífuga, ya que no se ha establecido su seguridad en estos grupos.

Las personas con antecedentes de enfermedades hepáticas o trastornos del hígado deben consultar a un médico antes de utilizar la Cimífuga, debido a la posible asociación con daño hepático en casos muy raros.

Aquellos que sean alérgicos a las plantas de la familia de las Ranunculáceas, como el ranúnculo o la anémona, también deben evitar su uso.

Interacciones:
Puede interactuar con algunos medicamentos, por lo que es importante informar a tu médico si estás utilizando esta planta. Puede aumentar el efecto de los medicamentos sedantes y anticoagulantes, así como interactuar con medicamentos

hormonales y anticonceptivos orales.

Además, se ha informado que puede interferir con el metabolismo de algunos medicamentos en el hígado, lo que puede afectar su eficacia. Es importante tener en cuenta estas interacciones potenciales.

Dong quai (Angelica sinensis)

Componentes:

El Dong Quai contiene una variedad de componentes activos, incluyendo aceites esenciales, ferúlicos, fitoestrógenos y vitaminas. Algunos de los compuestos más estudiados son los ligustilidos, que se cree que son responsables de muchas de las propiedades terapéuticas de la planta.

Historia y tradición:

El Dong Quai tiene una larga historia de uso en la medicina tradicional china, donde se considera una de las hierbas más importantes para el equilibrio hormonal en las mujeres. Se ha utilizado como tónico uterino y para aliviar los síntomas asociados con el ciclo menstrual, así como para tratar los síntomas de la menopausia.

Propiedades terapéuticas:

Se ha utilizado tradicionalmente para tratar una variedad de afecciones relacionadas con la salud de las mujeres. Tiene propiedades reguladoras hormonales y ayuda a aliviar los síntomas del síndrome premenstrual, los calambres menstruales y los sofocos asociados con la menopausia. También se ha utilizado para promover la circulación sanguínea y mejorar la salud cardiovascular.

Efectos adversos o secundarios:

Si bien se considera generalmente seguro cuando se utiliza correctamente, podría causar efectos secundarios en algunas personas, como malestar estomacal, diarrea, sensibilidad a la luz solar y reacciones alérgicas en casos raros.

Al igual que con cualquier hierba o suplemento, es posible que algunas personas puedan experimentar una reacción adversa o una interacción con otros fármacos o condiciones médicas preexistentes.

Contraindicaciones:

El Dong Quai está contraindicado en mujeres embarazadas debido a su capacidad para estimular las contracciones uterinas y potencialmente inducir el aborto.

También se desaconseja su uso durante la lactancia, ya que no se ha establecido su seguridad en estas circunstancias.

Aquellos que tengan alergias conocidas a otras plantas de la familia Apiaceae, como el apio o el perejil, deben evitar el uso de Dong Quai, ya que pueden presentar alergias.

Interacciones:

Puede interactuar con ciertos medicamentos y hierbas, por lo que es importante informar a tu médico si estás utilizando esta planta. Puede aumentar el riesgo de sangrado cuando se toma junto con fármacos anticoagulantes o antiplaquetarios.

Además, se ha informado que el Dong Quai puede aumentar los efectos de los medicamentos que se descomponen en el hígado, lo que puede afectar su eficacia. Es importante tener en cuenta estas posibles interacciones y seguir las recomendaciones médicas.

Espino blanco (Crataegus monogyna)

Componentes:

El espino blanco contiene una variedad de componentes beneficiosos para la salud. Las flores contienen flavonoides, taninos y aceites esenciales. Las hojas también contienen flavonoides, así como ácidos orgánicos y vitamina C. Las bayas son ricas en vitamina C y también contienen flavonoides y antioxidantes.

Historia y tradición:

El espino blanco tiene una larga historia de uso en la medicina tradicional europea. Se ha utilizado durante siglos para tratar problemas cardíacos y circulatorios, como la insuficiencia cardíaca y la hipertensión. Además, el espino blanco ha sido utilizado para aliviar la ansiedad, mejorar el sueño y promover la digestión. También ha sido considerado como un símbolo de protección y buena suerte en algunas culturas europeas.

Propiedades terapéuticas:

El espino blanco tiene propiedades terapéuticas que lo hacen valioso en la medicina natural. Se ha utilizado para mejorar la salud cardiovascular y promover la circulación sanguínea. El espino blanco puede ayudar a fortalecer el músculo cardíaco, regular el ritmo cardíaco y reducir la presión arterial. También se ha utilizado para aliviar los síntomas de la insuficiencia cardíaca, como la fatiga, la falta de aire y la hinchazón. Además, el espino blanco tiene propiedades antioxidantes y antiinflamatorias, lo que puede ayudar a proteger las células del daño oxidativo y reducir la inflamación en el cuerpo. También se ha utilizado para aliviar la ansiedad, mejorar la calidad del sueño y promover una digestión saludable.

Efectos adversos o secundarios:

Aunque el espino blanco es generalmente seguro para la mayoría de las personas, puede causar algunos efectos adversos o secundarios en algunos casos. Los efectos secundarios más comunes incluyen malestar estomacal, náuseas, diarrea y dolores de cabeza. Además, en raras ocasiones, el espino blanco puede causar una reacción alérgica en personas sensibles. También se ha informado que el consumo excesivo de espino blanco puede provocar una disminución excesiva de la presión arterial, lo que puede ser peligroso para las personas que ya tienen presión arterial baja. Por lo tanto, es importante utilizarlo con precaución y consultar a un profesional de la salud si se experimentan efectos adversos.

Contraindicaciones:

Aunque el espino blanco es generalmente seguro, existen algunas contraindicaciones a tener en cuenta. Las personas que están tomando medicamentos para la presión arterial, los anticoagulantes o los medicamentos para el corazón deben tener precaución al utilizar el espino blanco, ya que puede interactuar con estos fármacos y potencialmente aumentar o disminuir sus efectos. Además, las mujeres embarazadas o en período de lactancia deben evitar el uso de espino blanco debido a la falta de evidencia sobre su seguridad en estas etapas. Si tienes alguna condición de salud específica o estás tomando algún fármaco, es recomendable consultar a un profesional de la salud antes de utilizar el espino blanco.

Interacciones:
Puede interactuar con ciertos medicamentos, por lo que es importante tener precaución al combinarlo con otros tratamientos. Puede aumentar los efectos de los fármacos para la presión arterial, como los bloqueadores beta y los inhibidores de la enzima convertidora de angiotensina, lo que puede provocar una disminución excesiva de la presión arterial. También puede interactuar con medicamentos anticoagulantes, como la warfarina, aumentando el riesgo de sangrado. Además, el espino blanco puede interferir con la absorción de ciertos medicamentos, como los antagonistas del calcio. Por lo tanto, es importante informar a tu médico si estás tomando espino blanco o suplementos que lo contengan, para que pueda evaluar las posibles interacciones y ajustar el tratamiento en consecuencia.

Ginkgo biloba (Ginkgo biloba)

Componentes:
El Ginkgo biloba contiene una variedad de componentes activos, siendo los más destacables los flavonoides y los terpenoides. Los flavonoides son conocidos por sus propiedades antioxidantes, mientras que los terpenoides, como los ginkgólidos y los bilobálidos, tienen efectos neuroprotectores y mejoran la circulación sanguínea.

Historia y tradición:
Tiene una historia rica y una larga tradición en la medicina china. Se ha utilizado durante siglos para tratar diversas afecciones, como problemas de memoria, problemas respiratorios y trastornos circulatorios. Además, el árbol de Ginkgo es considerado sagrado en algunas culturas, y se le atribuyen propiedades espirituales y de longevidad.

Propiedades terapéuticas:
El Ginkgo biloba se ha estudiado ampliamente por sus propiedades terapéuticas. Mejora la circulación sanguínea y el flujo de oxígeno al cerebro, lo que puede beneficiar la memoria y la función cognitiva. También se ha utilizado para tratar problemas de visión, tinnitus (zumbido en los oídos) y vértigo. Sin embargo, es importante destacar que los suplementos de

Ginkgo biloba no están exentos de efectos secundarios y pueden interactuar con ciertos medicamentos

Efectos adversos o secundarios:

Aunque el Ginkgo biloba es generalmente seguro para la mayoría de las personas cuando se consume en dosis adecuadas, pueden ocurrir algunos efectos adversos en raros casos. Estos efectos secundarios pueden incluir dolores de cabeza, malestar estomacal, mareos, diarrea, náuseas o reacciones alérgicas en algunas personas. Además, debido a su efecto anticoagulante, existe un riesgo de sangrado excesivo en personas que están tomando fármacos anticoagulantes o tienen trastornos de coagulación. Se recomienda precaución en personas con convulsiones, trastornos de la coagulación o que se someten a cirugía.

Contraindicaciones:

Aunque es ampliamente utilizado, existen algunas contraindicaciones. No se recomienda su uso en embarazadas o en período de lactancia debido a la falta de evidencia sobre su seguridad en estos casos. Además, las personas con alergia conocida al Ginkgo biloba o a alguno de sus componentes deben evitar su consumo. También se debe tener precaución en personas con trastornos convulsivos, trastornos de la coagulación o que estén programadas para cirugía en breve, ya que puede interactuar con los fármacos y aumentar el riesgo de complicaciones.

Interacciones:

El Ginkgo puede interactuar con ciertos medicamentos, lo que puede afectar su eficacia o aumentar el riesgo de efectos adversos. Puede aumentar el riesgo de sangrado cuando se toma junto con anticoagulantes como la warfarina o la aspirina. Además, puede interferir con la acción de ciertos fármacos utilizados para tratar trastornos convulsivos, como la carbamazepina. También puede interactuar con medicamentos que afectan la función hepática, como algunos antidepresivos y medicamentos para el VIH. Por lo tanto, es importante informar a tu médico o farmacéutico si estás tomando Ginkgo para evitar posibles interacciones.

Ginseng (Panax ginseng)

Componentes:

El ginseng contiene una variedad de componentes bioactivos, incluyendo ginsenósidos, polisacáridos, péptidos, aminoácidos y aceites esenciales. Los ginsenósidos son considerados los principales compuestos activos responsables de las propiedades terapéuticas del ginseng.

Historia y tradición:

El uso del ginseng tiene una larga historia en la medicina tradicional china. Se ha utilizado durante miles de años para promover la vitalidad, mejorar la resistencia física y mental, y fortalecer el sistema inmunológico. En algunas culturas asiáticas, el ginseng se considera un tónico y adaptógeno, capaz de equilibrar el cuerpo y ayudar a resistir el estrés.

Propiedades terapéuticas:

El ginseng se ha estudiado ampliamente por sus propiedades terapéuticas. Se ha utilizado para mejorar la función cognitiva, aumentar la energía, reducir la fatiga, regular el sistema inmunológico y mejorar la resistencia física. Se ha investigado su potencial efecto antioxidante, antiinflamatorio y anticancerígeno.

Efectos adversos o secundarios:

Aunque es generalmente seguro para la mayoría de las personas cuando se consume en cantidades moderadas, puede causar efectos adversos en algunas personas. Estos efectos pueden incluir insomnio, nerviosismo, diarrea, dolor de cabeza y cambios en la presión arterial.

Las personas con hipertensión, trastornos cardíacos, diabetes, trastornos hemorrágicos o trastornos del sueño deben tener precaución al consumir ginseng.

El consumo excesivo o a largo plazo del ginseng pueden aumentar el riesgo de efectos adversos.

Contraindicaciones:

El ginseng está contraindicado en personas con hipersensibilidad conocida a la planta o a alguno de sus componentes.

No se recomienda su uso en mujeres embarazadas o en período de lactancia debido a la falta de datos suficientes sobre su seguridad en estas condiciones.

Interacciones:

El ginseng puede interactuar con ciertos fármacos, como anticoagulantes, antiplaquetarios, antidepresivos, fármacos para la diabetes y fármacos inmunosupresores. Puede afectar la eficacia de estos medicamentos o aumentar el riesgo de efectos secundarios.

También se ha informado puede interactuar con hierbas y suplementos, como el ginkgo biloba.

Es importante informar a tu médico sobre cualquier suplemento de ginseng que tomes, para evitar interacciones no deseadas con medicamentos.

Hipérico (Hypericum perforatum)

Componentes:

El hipérico contiene una variedad de componentes químicos, incluyendo hipericina, hiperforina, flavonoides, taninos y aceites esenciales. La hipericina y la hiperforina son consideradas dos de los principales compuestos activos presentes en la planta y se cree que contribuyen a sus efectos terapéuticos.

Historia y tradición:

El hipérico ha sido utilizado en la medicina tradicional durante siglos. Su nombre "hierba de San Juan" hace referencia a la festividad cristiana del 24 de junio, día de San Juan Bautista, que coincide con el período de máxima floración del hipérico. En la antigüedad, la planta era considerada sagrada y se le atribuían propiedades protectoras contra los malos espíritus y enfermedades. A lo largo de la historia, el hipérico ha sido utilizado para tratar una variedad de dolencias, incluyendo trastornos del ánimo, heridas, quemaduras y problemas digestivos.

Propiedades terapéuticas:

El hipérico se ha utilizado ampliamente en la fitoterapia debido a sus propiedades medicinales. Se cree que tiene efectos antidepresivos y ansiolíticos leves, por lo que se utiliza comúnmente para tratar la depresión leve a moderada y los trastornos de ansiedad. También se le atribuyen propiedades antiinflamatorias, cicatrizantes y antibacterianas, por lo que se ha utilizado para el tratamiento de heridas y quemaduras superficiales. Sin embargo, es importante destacar que los efectos terapéuticos varían entre las personas y que el hipérico puede interactuar con ciertos medicamentos, por lo que se debe buscar asesoramiento médico antes de su uso.

Efectos adversos o secundarios:

Aunque se considera generalmente seguro cuando se usa correctamente, puede tener algunos efectos adversos.

Algunas personas pueden experimentar trastornos gastrointestinales, como malestar estomacal, diarrea o estreñimiento.

Se ha informado de casos de sequedad de boca, mareos, fatiga, irritabilidad y fotosensibilidad en algunas personas.

Es importante tener en cuenta que puede interactuar con fármacos, lo que puede aumentar el riesgo de efectos secundarios o reducir la eficacia de ciertos tratamientos.

Contraindicaciones:

No se recomienda en mujeres embarazadas o en período de lactancia debido a la falta de evidencia suficiente sobre su seguridad en estas condiciones.

Las personas con antecedentes de trastornos convulsivos o epilepsia deben evitar el uso de hipérico, ya que puede aumentar el riesgo de convulsiones.

Aquellos que estén tomando medicamentos antidepresivos, anticoagulantes, inmunosupresores o medicamentos para tratar enfermedades del corazón deben consultar a su médico debido a las posibles interacciones medicamentosas.

Interacciones:

El hipérico puede interactuar con algunos medicamentos y suplementos, lo que puede afectar su eficacia o aumentar el riesgo de efectos secundarios.

Puede disminuir los niveles de ciertos medicamentos en el cuerpo, incluyendo anticonceptivos orales, antidepresivos, inmunosupresores, anticoagulantes y medicamentos para tratar enfermedades del corazón.

También puede interactuar con suplementos herbales como

el ginkgo biloba y el ginseng, así como con alimentos ricos en tiramina, como el queso curado y el vino tinto.

Si estás tomando algún medicamento o suplemento, es importante hablar con un profesional de la salud antes de usar hipérico para evitar interacciones no deseadas.

Maca (Lepidium meyenii)

Componentes:

La maca es rica en nutrientes y contiene una variedad de compuestos beneficiosos para la salud. Entre los componentes destacados se encuentran los carbohidratos, proteínas, fibra dietética, vitaminas B1, B2, B6, C y E, minerales como calcio, fósforo, hierro, zinc, cobre y manganeso, así como fitoquímicos como alcaloides y flavonoides.

Historia y tradición:

La maca tiene una larga historia de uso en la medicina tradicional peruana. Era cultivada y consumida por los antiguos incas hace más de 2.000 años. La maca era apreciada por sus propiedades nutritivas, energizantes y afrodisíacas. Además, la raíz de maca era utilizada por los guerreros incas para mejorar su resistencia y fuerza durante las batallas.

Propiedades terapéuticas:

La maca ha ganado popularidad en todo el mundo debido a sus propiedades terapéuticas. Se le atribuyen una serie de beneficios para la salud, que incluyen:

- Mejora de la energía y resistencia física.
- Equilibrio hormonal y alivio de síntomas de la menopausia.
- Mejora de la fertilidad y la salud sexual.
- Fortalecimiento del sistema inmunológico.
- Apoyo al bienestar mental y emocional.
- Regulación de los niveles de azúcar en la sangre y mejora de la salud cardiovascular.

Efectos adversos o secundarios:

Aunque la maca es generalmente bien tolerada, algunas personas pueden experimentar efectos secundarios. Estos efectos pueden incluir malestar estomacal, gases, diarrea, insomnio, cambios en la presión arterial y cambios en los niveles hormonales. Además, algunas personas pueden ser alérgicas.

Contraindicaciones:
Aunque se considera segura para la mayoría de las personas, existen algunas contraindicaciones a tener en cuenta. No se recomienda su uso en embarazadas o en período de lactancia, ya que no hay suficiente evidencia sobre su seguridad en estas etapas. Además, las personas que tienen trastornos hormonales, como cáncer de mama, endometriosis o fibromas uterinos, deben consultar a su médico antes de tomar maca, ya que puede afectar los niveles hormonales.

Interacciones:
La maca puede interactuar con ciertos medicamentos, por lo que es importante tener precaución si se está tomando algún tratamiento. Se ha observado que la maca puede aumentar los efectos de los medicamentos para la diabetes, así como de los que actúan sobre la presión arterial. También se ha informado de posibles interacciones con medicamentos anticoagulantes y hormonales. Por lo tanto, es esencial consultar a un médico o farmacéutico antes de combinar la maca con medicamentos.

Manzanilla (Matricaria chamomilla)

Componentes:
La manzanilla contiene una variedad de componentes que le atribuyen sus propiedades terapéuticas. Entre ellos se encuentran los aceites esenciales, como el bisabolol y el óxido de azuleno, que tienen propiedades antiinflamatorias y calmantes. También contiene flavonoides, como la apigenina, que tienen propiedades antioxidantes y antiinflamatorias. Otros componentes presentes en la manzanilla incluyen ácido cafeico, cumarinas y polifenoles.

Historia y tradición:
La manzanilla ha sido utilizada desde la antigüedad por diversas culturas debido a sus propiedades terapéuticas. Los antiguos egipcios la utilizaban en rituales religiosos y en el cuidado de la piel. También era conocida y utilizada en la

medicina tradicional griega y romana. En la tradición popular, la manzanilla se ha asociado con propiedades calmantes y relajantes, y se ha utilizado para aliviar el estrés, la ansiedad y los trastornos del sueño.

Propiedades terapéuticas:

La manzanilla es conocida por sus propiedades terapéuticas y se utiliza en la medicina herbal por sus diversos beneficios para la salud. Se le atribuyen propiedades antiinflamatorias, antioxidantes, antibacterianas, calmantes y digestivas. La manzanilla se utiliza comúnmente para aliviar el malestar estomacal, los cólicos, la indigestión y las náuseas. También se utiliza para aliviar el estrés, la ansiedad y promover la relajación. Además, se ha utilizado tópicamente para aliviar la irritación de la piel, las quemaduras leves y las afecciones cutáneas como la dermatitis y el eccema.

Efectos adversos o secundarios:

En general, se considera segura y bien tolerada. Sin embargo, en algunos casos, pueden presentarse efectos adversos o secundarios. Algunas personas pueden experimentar reacciones alérgicas al entrar en contacto con la planta o al consumir productos que contienen manzanilla. Además, el consumo excesivo de manzanilla puede causar molestias estomacales, náuseas o vómitos en algunas personas. Es importante tener en cuenta estos posibles efectos y, en caso de experimentarlos, suspender su uso.

Contraindicaciones:

A pesar de ser generalmente segura, existen algunas contraindicaciones. Por ejemplo, las personas que tienen alergia a otras plantas de la familia de las asteráceas, como la ambrosía o el girasol, pueden tener mayor riesgo de desarrollar reacciones alérgicas a la manzanilla. Además, se recomienda precaución en mujeres embarazadas o en período de lactancia, ya que no se han realizado suficientes estudios para determinar su seguridad en estas etapas.

Interacciones:

En general, la manzanilla no se ha asociado con interacciones significativas con medicamentos. Sin embargo, es recomendable consultar a un profesional de la salud si se está tomando algún medicamento o si se tienen condiciones de salud preexistentes. Algunos estudios sugieren que la manzanilla puede tener efectos anticoagulantes leves, por lo que se debe tener precaución al combinarla con fármacos anticoagulantes o antiplaquetarios.

Melisa o toronjil (Melissa officinalis)

Componentes:
La melisa contiene una variedad de componentes que le atribuyen sus propiedades terapéuticas. Entre ellos se encuentran los aceites esenciales, como el citronelal, el citral y el geraniol, que le confieren su aroma cítrico característico y tienen propiedades sedantes y calmantes. También contiene flavonoides, como la luteolina y la apigenina, que tienen propiedades antioxidantes y antiinflamatorias. Otros componentes presentes en la melisa incluyen ácido rosmarínico, polifenoles y taninos.

Historia y tradición:
La melisa ha sido utilizada desde la antigüedad por diversas culturas debido a sus propiedades terapéuticas. En la antigua Grecia, se le atribuían propiedades para aliviar el estrés, la ansiedad y promover la relajación. También era conocida como "elixir de la juventud" debido a su capacidad para calmar el corazón y mejorar el estado de ánimo. En la medicina tradicional europea, la melisa se ha utilizado para tratar trastornos del sueño, problemas digestivos y afecciones del sistema nervioso.

Propiedades terapéuticas:
La melisa es conocida por sus propiedades terapéuticas y se utiliza en la medicina herbal por sus diversos beneficios para la salud. Se le atribuyen propiedades sedantes, calmantes, antiespasmódicas, carminativas y digestivas. La melisa se utiliza comúnmente para aliviar el estrés, la ansiedad, el insomnio y promover la relajación. También se utiliza para aliviar los trastornos digestivos, como la indigestión, los gases y los cólicos. Además, se ha utilizado tópicamente para aliviar la irritación de la piel, las picaduras de insectos y las afecciones

cutáneas leves.

Efectos adversos o secundarios:
En general, la melisa se considera segura cuando se utiliza correctamente y en dosis adecuadas. Sin embargo, algunas personas pueden experimentar efectos adversos. Estos pueden incluir irritación gastrointestinal, como náuseas, vómitos o diarrea, especialmente cuando se consume en grandes cantidades. También se han reportado casos de alergias cutáneas en personas sensibles a la planta. En casos muy raros, se han reportado efectos sedantes excesivos o somnolencia en algunas personas. Si se experimenta alguno de estos efectos adversos, es recomendable suspender el uso de la melisa y consultar a un profesional de la salud.

Contraindicaciones:
Aunque la melisa se considera segura en general, existen algunas contraindicaciones a tener en cuenta. No se recomienda su uso en mujeres embarazadas o en período de lactancia, ya que no hay suficiente evidencia sobre su seguridad en estos casos. También se debe tener precaución en personas que tienen alergia a otras plantas de la familia de las Lamiáceas, como la menta o el orégano, ya que pueden ser más propensas a desarrollar reacciones alérgicas. Además, debido a sus propiedades sedantes, se recomienda evitar su consumo antes de conducir o realizar actividades que requieran atención y concentración.

Interacciones:
La melisa puede interactuar con ciertos medicamentos y hierbas, por lo que es importante tener precaución en caso de estar tomando otros tratamientos. Puede potenciar los efectos sedantes de los medicamentos para dormir o los tranquilizantes, lo que puede causar somnolencia excesiva. También puede interactuar con fármacos anticoagulantes, como la warfarina, y aumentar el riesgo de sangrado. Por lo tanto, es recomendable consultar a un profesional de la salud antes de combinar la melisa con medicamentos para evitar posibles interacciones.

Menta (Mentha)

Componentes:
La menta contiene una variedad de componentes químicos que le confieren sus propiedades aromáticas y terapéuticas. Estos incluyen mentol, mentona, limoneno, carvona y cineol, entre otros compuestos volátiles. Además, contiene flavonoides, antioxidantes y ácidos fenólicos, que contribuyen a sus propiedades medicinales.

Historia y tradición:
Ha sido utilizada desde la antigüedad por diversas culturas en todo el mundo. Se cree que su uso medicinal se remonta a la antigua Grecia y Roma, donde se utilizaba para tratar problemas digestivos y respiratorios. También se empleaba en rituales religiosos y como adorno en coronas y guirnaldas. A lo largo de la historia, la menta ha sido apreciada por su aroma refrescante y propiedades curativas.

Propiedades terapéuticas:
La menta posee diversas propiedades terapéuticas que la hacen valiosa. Entre sus beneficios se incluyen:
- Alivio de problemas digestivos como indigestión, náuseas y dolor abdominal.
- Calmante de dolores de cabeza y migrañas.
- Descongestionante y expectorante en casos de resfriados y congestión nasal.
- Propiedades antimicrobianas y antiinflamatorias.
- Estimulación de la digestión y aumento del apetito.
- Efecto relajante y alivio del estrés y la ansiedad.

Efectos adversos o secundarios:
En general, la menta es segura y bien tolerada por la mayoría de las personas cuando se consume en cantidades normales como parte de la dieta. No obstante:
En dosis muy altas o en personas sensibles, puede causar efectos adversos como acidez estomacal, ardor de estómago, irritación del tracto gastrointestinal o reflujo.
Algunas personas pueden experimentar alergias a la menta, lo que puede provocar síntomas como erupciones cutáneas,

picazón, hinchazón o dificultad para respirar.

El aceite esencial de menta, cuando se aplica directamente sobre la piel en concentraciones altas, puede causar irritación o sensibilidad cutánea en algunas personas.

Contraindicaciones:

Aunque la menta es generalmente segura, existen algunas contraindicaciones a tener en cuenta:

Las personas que padecen enfermedades gastroesofágicas como enfermedad de reflujo gastroesofágico (ERGE) o úlcera péptica pueden experimentar empeoramiento de los síntomas si consumen menta, debido a su efecto relajante en el esfínter esofágico inferior.

Las personas con trastornos de la vesícula biliar deben tener precaución, ya que la menta puede estimular la producción de bilis y desencadenar síntomas en algunos casos.

En casos muy raros, la menta piperita puede causar un síndrome de intestino irritable (SII) en personas susceptibles.

Interacciones:

Puede interactuar con ciertos medicamentos, por lo que es importante tener precaución y consultar con un profesional de la salud si se están tomando medicamentos específicos.

El mentol presente en la menta puede aumentar la absorción de algunos medicamentos, lo que podría resultar en niveles más altos de los mismos en el cuerpo.

Algunos medicamentos que pueden interactuar con la menta incluyen los bloqueadores de los canales de calcio, los inhibidores de la bomba de protones y los anticoagulantes.

Ñame silvestre (Dioscorea villosa)

Componentes:

El ñame silvestre contiene varios componentes beneficiosos para la salud. Entre ellos se encuentran los fitoquímicos, como los diosgeninas, que son precursores de los esteroides sexuales y tienen propiedades antiinflamatorias. También contiene alcaloides, saponinas, taninos y resinas. Además, el ñame silvestre es una fuente de nutrientes como carbohidratos, fibra, vitamina C, vitamina B6, potasio, manganeso y cobre.

Historia y tradición:
El ñame silvestre tiene una larga historia de uso en la medicina tradicional. Las tribus nativas americanas, como los iroqueses y los cherokees, utilizaban el ñame silvestre para tratar diversas afecciones, incluyendo trastornos menstruales, dolores musculares, problemas digestivos y enfermedades pulmonares.

En la medicina tradicional china, el ñame silvestre se ha utilizado durante siglos para tratar trastornos renales, trastornos del sistema reproductivo y para promover la salud general.

Propiedades terapéuticas:
El ñame silvestre se ha utilizado tradicionalmente por sus propiedades terapéuticas en diferentes sistemas del cuerpo. Algunas de las propiedades atribuidas al ñame silvestre incluyen:
Contiene compuestos que ayudan a equilibrar las hormonas en el cuerpo, especialmente en mujeres que experimentan desequilibrios hormonales relacionados con la menopausia o el síndrome premenstrual.
Sus compuestos poseen propiedades antiinflamatorias, lo cual ayuda a aliviar la inflamación.
Se ha utilizado tradicionalmente para tratar problemas digestivos como diarrea, náuseas y calambres estomacales.
Contiene antioxidantes que ayudan a proteger las células de los radicales libres.
Algunos estudios concluyen que tiene efectos beneficiosos en la salud cardiovascular, como la reducción del colesterol y la presión arterial.

Efectos adversos o secundarios:
Si bien el ñame silvestre se considera seguro cuando se consume en cantidades adecuadas, algunas personas pueden experimentar efectos adversos. Estos efectos pueden incluir malestar estomacal, diarrea, flatulencia y náuseas. Algunas personas también pueden ser alérgicas al ñame silvestre, lo que puede provocar síntomas como erupciones cutáneas, picazón o dificultad para respirar.

Contraindicaciones:

Existen algunas contraindicaciones importantes a tener en cuenta al consumir ñame silvestre. Es importante destacar que las mujeres embarazadas o en período de lactancia deben evitar su consumo, ya que no se ha establecido su seguridad en estas etapas de la vida. Además, las personas con enfermedades renales o hepáticas graves deben evitar su consumo, ya que el ñame silvestre puede afectar la función de estos órganos. También se recomienda precaución en personas con trastornos de coagulación o que toman medicamentos anticoagulantes, ya que el ñame silvestre puede tener propiedades anticoagulantes.

Interacciones:
Puede interactuar con ciertos medicamentos, por lo que es importante tener precaución si se está tomando algún tratamiento. Puede potenciar los efectos de los fármacos anticoagulantes, como la warfarina, aumentando el riesgo de sangrado. Además, puede interactuar con medicamentos hipoglucemiantes, como la metformina, y afectar los niveles de azúcar en la sangre. También puede interferir con fármacos inmunosupresores, como los corticosteroides, disminuyendo su eficacia. Por lo tanto, es esencial consultar con un profesional de la salud antes de utilizar el ñame silvestre con fines terapéuticos, especialmente si se está tomando otros fármacos.

Ortiga (Urtica dioica)

Componentes:
La ortiga contiene varios componentes beneficiosos, como vitaminas (A, C, K), minerales (hierro, calcio, magnesio), fitoquímicos y ácidos grasos esenciales. También contiene histamina y acetilcolina.

La ortiga es una planta perenne que se encuentra en muchas partes del mundo, especialmente en áreas templadas. Aunque a menudo se la considera una "mala hierba" debido a su capacidad para causar picazón y erupciones cutáneas, la ortiga ha sido valorada durante siglos por sus propiedades medicinales y su uso en la cocina.

Historia y tradición:
Esta planta ha sido utilizada en la medicina tradicional de diversas culturas a lo largo de la historia. Los antiguos egipcios,

griegos y romanos consideraban a la ortiga como una planta valiosa y la utilizaban para tratar una variedad de dolencias. En la medicina tradicional europea, la ortiga se ha utilizado para tratar afecciones como la artritis, la gota y las alergias.

En las culturas populares, la ortiga también ha sido utilizada como planta comestible. Sus hojas jóvenes se pueden recolectar y cocinar para hacer sopas, infusiones, o incluso se pueden usar como un sustituto de la espinaca en diferentes recetas. La ortiga es rica en nutrientes como hierro, calcio, magnesio y vitaminas A y C, lo que la convierte en una adición nutricionalmente valiosa a la dieta.

Propiedades terapéuticas:
La planta contiene una variedad de compuestos activos, como histamina, serotonina, ácido fórmico y minerales, que le confieren sus propiedades medicinales. Uno de los usos más conocidos de la ortiga es para aliviar los síntomas de las alergias estacionales. Se ha demostrado que los extractos de ortiga inhiben la producción de histamina, la cual es responsable de los síntomas de la alergia, como la picazón y la congestión nasal.

Además, la ortiga también ha sido utilizada para aliviar los síntomas de la artritis y la inflamación en general. Los compuestos bioactivos presentes en la ortiga tienen propiedades antiinflamatorias y analgésicas, lo que puede ayudar a reducir el dolor y la hinchazón en las articulaciones. Algunos estudios han encontrado que los extractos de ortiga pueden ser tan efectivos como los fármacos antiinflamatorios no esteroides en el alivio de los síntomas de la artritis.

Además, la ortiga también se ha utilizado tradicionalmente para tratar problemas urinarios, como infecciones del tracto urinario y dificultades para orinar. La planta tiene propiedades diuréticas y ayuda a estimular la micción, lo que puede ser beneficioso para eliminar toxinas y prevenir la retención de líquidos.

Sin embargo, es importante tener en cuenta que la ortiga puede causar irritación en la piel debido a los pelos finos y urticantes que cubren sus hojas y tallos. Por lo tanto, se recomienda usar guantes al manipular la planta fresca. Además, antes de usar la ortiga con fines medicinales, es recomendable consultar a un profesional de la salud, especialmente si se están tomando medicamentos o se tienen condiciones médicas preexistentes.

Efectos adversos o secundarios de la ortiga:

Aunque la ortiga es generalmente segura para la mayoría de las personas cuando se consume o se aplica tópicamente, algunas personas pueden experimentar efectos adversos:

La exposición directa a la piel puede causar irritación, picazón y enrojecimiento. Se recomienda tener precaución al manipular la planta y usar guantes de protección.

En casos raros, algunas personas pueden ser alérgicas a la ortiga, lo que puede provocar una reacción alérgica grave. Si experimentas dificultad para respirar, hinchazón o sarpullido después de entrar en contacto con la ortiga, busca atención médica de inmediato.

Algunas personas pueden experimentar malestar estomacal, diarrea o náuseas. Estos efectos secundarios suelen ser leves y desaparecen por sí solos.

Contraindicaciones de la ortiga:

Aunque la ortiga se considera segura para consumo en la mayoría de los casos, existen algunas contraindicaciones a tener en cuenta:

Las personas que toman medicamentos anticoagulantes o antiplaquetarios deben tener precaución al usar la ortiga, ya que puede aumentar el riesgo de sangrado.

Aquellos con presión arterial baja deben tener cuidado, ya que la ortiga podría disminuir aún más la presión arterial.

Si estás embarazada o en período de lactancia, es importante consultar con un profesional de la salud antes de consumir ortiga.

Interacciones de la ortiga:

La ortiga puede interactuar con ciertos medicamentos, por lo que es importante informar a tu médico o farmacéutico si estás considerando usar productos a base de ortiga.

Puede haber interacciones con fármacos anticoagulantes, antihipertensivos y diuréticos, lo que puede afectar la eficacia o aumentar el riesgo de efectos adversos.

Además, puede interactuar con fármacos para la diabetes, la función renal y los trastornos hormonales. Si estás tomando alguno de ellos, es recomendable buscar asesoramiento médico antes de utilizar productos de ortiga.

Pasiflora (Passiflora incarnata)

Componentes.

Entre los principales componentes se encuentran los alcaloides, como la harmina y la harmalina, que tienen propiedades sedantes y ansiolíticas. También contiene flavonoides, como la quercetina y el kaempferol, que tienen propiedades antioxidantes y antiinflamatorias.

Historia y tradición.

La pasiflora tiene una larga historia de uso en la medicina tradicional de las culturas indígenas de América. Se dice que los nativos americanos ya utilizaban la pasiflora para tratar diversos trastornos, como el insomnio, la ansiedad y el malestar estomacal. Además, en algunas culturas, la pasiflora se utiliza en rituales y ceremonias como planta sagrada.

Propiedades terapéuticas.

Se ha demostrado que tiene efectos sedantes y ansiolíticos, lo que la convierte en una opción natural para aliviar el estrés, la ansiedad y los trastornos del sueño. También se ha utilizado para aliviar los síntomas de la menopausia, como los sofocos y la irritabilidad. Además, tiene propiedades antiespasmódicas, lo que la hace útil para aliviar los cólicos menstruales y los dolores estomacales. Algunos estudios también concluyen que tiene propiedades neuroprotectoras y que ayuda a mejorar la memoria y la concentración.

Efectos adversos o secundarios.

En general se considera una planta segura cuando se utiliza correctamente. Sin embargo, en casos raros, algunas personas pueden experimentar efectos secundarios leves como mareos, somnolencia o malestar estomacal. Estos efectos secundarios suelen ser temporales y desaparecen una vez que se suspende el uso de la planta.

Además, se ha observado que altas dosis de pasiflora pueden tener un efecto sedante más potente, por lo que se recomienda evitar su consumo excesivo o combinarlo con medicamentos sedantes, ya que puede aumentar los efectos sedantes y causar somnolencia excesiva.

Contraindicaciones.

Se recomienda evitar su uso durante el embarazo y la lactancia, ya que no se dispone de suficiente evidencia científica para garantizar su seguridad en estas etapas. Además, se debe tener precaución en personas con enfermedades hepáticas o renales, ya que algunos estudios sugieren que la pasiflora puede tener efectos sobre estas funciones del organismo.

También se recomienda tener precaución en personas que están por someterse a cirugías, ya que la pasiflora tiene efectos sedantes y puede interactuar con los fármacos anestésicos. Se recomienda suspender el uso de pasiflora al menos dos semanas antes de cualquier procedimiento quirúrgico.

Interacciones.

Se ha observado que la planta puede potenciar los efectos sedantes de los medicamentos que actúan sobre el sistema nervioso central, como los tranquilizantes, los antidepresivos o los hipnóticos. Por lo tanto, es importante tener precaución al combinar la pasiflora con estos medicamentos, ya que puede aumentar la somnolencia o la falta de concentración.

Además, la pasiflora puede interactuar con medicamentos anticoagulantes, como la warfarina, y aumentar el riesgo de sangrado. Por lo tanto, se recomienda consultar con un médico antes de utilizar productos que contengan pasiflora si se está tomando algún medicamento anticoagulante.

Regaliz (Glycyrrhiza glabra)

Componentes:

La raíz de regaliz contiene una variedad de componentes beneficiosos para la salud. Uno de los principales componentes es la glicirricina, un compuesto que le confiere su sabor dulce característico. También contiene flavonoides, saponinas, cumarinas, aceites esenciales y fitoesteroles. Estos compuestos tienen propiedades antioxidantes, antiinflamatorias, antimicrobianas y antivirales, entre otras.

Historia y tradición:
El regaliz tiene una larga historia de uso en la medicina tradicional de diversas culturas. Se cree que fue utilizado por primera vez en la antigua Mesopotamia hace más de 4.000 años. Tanto los egipcios como los griegos y los romanos valoraban el regaliz por sus propiedades medicinales y su sabor dulce. En la medicina tradicional china, el regaliz se ha utilizado durante siglos como un tónico para el sistema respiratorio y digestivo. Además, el regaliz también ha sido utilizado en la fabricación de dulces, caramelos y productos de confitería debido a su sabor dulce y característico.

Propiedades terapéuticas:
El regaliz tiene una amplia gama de propiedades terapéuticas que lo hacen valioso en la medicina natural. Se utiliza principalmente como antiinflamatorio, expectorante y digestivo. Se ha utilizado para aliviar afecciones respiratorias, como el resfriado, la tos, la bronquitis y el asma, debido a sus propiedades expectorantes y calmantes para los pulmones. También se utiliza para aliviar problemas digestivos, como la acidez estomacal, la indigestión, las úlceras y los espasmos intestinales. Además, se ha utilizado tradicionalmente como un tónico para el hígado, los riñones y las glándulas suprarrenales. Sin embargo, es importante tener en cuenta que, debido a su contenido de glicirricina, el consumo excesivo y prolongado de regaliz puede tener efectos adversos, especialmente en personas con ciertas condiciones de salud, como la hipertensión o la insuficiencia renal. Por lo tanto, es recomendable utilizar el regaliz con precaución y bajo la supervisión de un profesional de la salud.

Efectos adversos o secundarios:
Aunque el regaliz se considera seguro cuando se consume en cantidades moderadas, su consumo excesivo puede tener efectos adversos. Uno de los principales componentes del regaliz es la glicirricina, que puede causar retención de líquidos y elevar la presión arterial en algunas personas. Esto puede ser

especialmente importante para aquellos que ya sufren de hipertensión o problemas cardíacos. Además, el consumo prolongado y excesivo de regaliz puede causar desequilibrios electrolíticos, como la disminución de los niveles de potasio. También se han reportado casos de daño renal y hormonal en personas que han consumido grandes cantidades de regaliz durante períodos prolongados.

Contraindicaciones:

El regaliz tiene algunas contraindicaciones importantes a tener en cuenta. No se recomienda su consumo en mujeres embarazadas, ya que la glicirricina puede atravesar la placenta y afectar al feto. Tampoco se recomienda su consumo durante la lactancia, ya que algunos componentes del regaliz pueden pasar a la leche materna. Además, las personas que sufren de hipertensión, enfermedades cardíacas, insuficiencia renal, trastornos hormonales o diabetes deben evitar o limitar el consumo de regaliz debido a los posibles efectos adversos.

Interacciones:

El regaliz puede interactuar con ciertos medicamentos y hierbas, lo que puede potenciar o disminuir su efecto. Por ejemplo, el consumo de regaliz puede aumentar los efectos de los medicamentos que se utilizan para tratar la hipertensión, lo que puede llevar a una caída peligrosa de la presión arterial. También puede interactuar con fármacos anticoagulantes, como la warfarina, y aumentar el riesgo de sangrado. Además, el regaliz puede interferir con algunos medicamentos utilizados para tratar la diabetes, ya que puede afectar los niveles de azúcar en sangre. Por lo tanto, es importante consultar a un profesional de la salud antes de combinar el regaliz con otros medicamentos o hierbas para evitar posibles interacciones.

Salvia (Salvia officinalis)

Componentes:

La salvia contiene una variedad de componentes químicos que contribuyen a sus propiedades terapéuticas. Entre los componentes clave se encuentran los aceites esenciales, como el cineol, el borneol y el alcanfor, que le dan su aroma distintivo. También contiene flavonoides, taninos y ácidos fenólicos, que actúan como antioxidantes y tienen propiedades antiinflamatorias y antimicrobianas.

Historia y tradición:
La salvia ha sido utilizada durante siglos en diversas culturas debido a sus propiedades medicinales. Los antiguos griegos y romanos consideraban la salvia como una planta sagrada y la utilizaban en ceremonias religiosas. También la utilizaban para tratar dolencias del sistema digestivo y trastornos femeninos. En la Edad Media, la salvia se asociaba con la longevidad y se creía que tenía propiedades protectoras contra el mal. Ha sido un ingrediente popular en la cocina mediterránea y se ha utilizado en la preparación de infusiones, tónicos y ungüentos.

Propiedades terapéuticas:
Tradicionalmente, se ha utilizado para aliviar problemas digestivos, como indigestión, flatulencia y espasmos estomacales. También se ha utilizado para tratar afecciones respiratorias, como la tos y el resfriado común. Además, se le atribuyen propiedades antimicrobianas, antiinflamatorias y antioxidantes. Algunos estudios concluyen que la salvia mejor la salud cerebral y la memoria.

Efectos adversos o secundarios:
Aunque es generalmente segura cuando se consume en cantidades moderadas, puede tener algunos efectos adversos en ciertas personas:

Algunas personas pueden experimentar irritación gastrointestinal después de consumir salvia en grandes cantidades.

En raras ocasiones, el consumo excesivo de salvia puede provocar convulsiones en personas susceptibles.

Se ha informado de reacciones alérgicas en algunas personas sensibles. Si experimentas síntomas como erupciones cutáneas, picazón o dificultad para respirar después de tomar salvia, es importante buscar atención médica.

Contraindicaciones:
Aunque la salvia se considera generalmente segura, hay algunas situaciones en las que se recomienda precaución o evitar su consumo:

Las mujeres embarazadas o en período de lactancia deben

evitar el consumo de salvia, ya que puede tener efectos hormonales y estimular las contracciones uterinas.

Las personas con trastornos convulsivos o antecedentes de convulsiones deben evitarla, ya que podrían desencadenar convulsiones en casos raros.

Aquellos que están programados para someterse a cirugía deben suspender el uso de la salvia al menos dos semanas antes, ya que puede interferir con la coagulación sanguínea.

Interacciones:

La salvia puede interactuar con ciertos medicamentos o sustancias, lo que puede aumentar o disminuir su efectividad o causar efectos secundarios no deseados.

Puede aumentar el riesgo de sangrado cuando se combina con medicamentos anticoagulantes como la warfarina.

También se ha informado de interacciones entre la salvia y fármacos sedantes, como los barbitúricos o los benzodiazepinas, lo que puede potenciar sus efectos sedantes.

Trébol rojo (Trifolium pratense)

Componentes:

El trébol rojo contiene varios componentes beneficiosos para la salud. Entre ellos se encuentran los flavonoides, como la genisteína y la daidzeína, que tienen propiedades antioxidantes y fitoestrogénicas. También contiene compuestos fenólicos, cumarinas, fitoesteroles, vitaminas (especialmente vitamina C) y minerales como el calcio y el magnesio.

Historia y tradición:

El trébol rojo ha sido utilizado en la medicina tradicional durante siglos. En la medicina tradicional europea, se ha utilizado para tratar afecciones respiratorias, como la tos y la bronquitis, así como trastornos de la piel y problemas digestivos. También ha sido utilizado para aliviar los síntomas de la menopausia y regular el ciclo menstrual.

En la medicina tradicional china, el trébol rojo se ha utilizado para tratar afecciones como la inflamación, la artritis y los trastornos del sistema reproductivo.

Propiedades terapéuticas:

El trébol rojo se ha utilizado tradicionalmente por sus propiedades terapéuticas en diferentes sistemas del cuerpo. Algunas de las propiedades incluyen:

Contiene fitoestrógenos que tienen un efecto similar al estrógeno en el cuerpo. Esto ayuda a aliviar los síntomas, como los sofocos y los cambios de humor.

Los flavonoides presentes en el trébol rojo tienen propiedades antioxidantes, lo que significa que ayudan a proteger las células del daño causado por los radicales libres y a reducir la inflamación.

Algunos estudios concluyen que ayuda a reducir los niveles de colesterol y que mejora la salud del corazón.

Se ha utilizado tradicionalmente para aliviar la tos, la bronquitis y otros problemas respiratorios.

Apoyo a la salud de los huesos: Los fitoestrógenos presentes en el trébol rojo ayudan a mantener la densidad ósea y a prevenir la osteoporosis.

Efectos adversos o secundarios:

Aunque el trébol rojo se considera seguro para la mayoría de las personas cuando se consume en cantidades normales, algunas pueden experimentar efectos adversos. Esto puede incluir malestar estomacal, náuseas, erupciones cutáneas, dolor de cabeza o reacciones alérgicas en algunas personas sensibles. Además, debido a su contenido de fitoestrógenos, el consumo excesivo de trébol rojo puede afectar los niveles hormonales y podría no ser adecuado para personas que tienen antecedentes de cáncer de mama, útero o ovario, o que están tomando medicamentos hormonales.

Contraindicaciones:

Existen algunas contraindicaciones a tener en cuenta. Las mujeres embarazadas o en período de lactancia deben evitar su consumo debido a la falta de evidencia sobre su seguridad en estas etapas de la vida. Además, las personas con antecedentes de trastornos hormonales, como el cáncer de mama o el cáncer de útero, deben evitar el consumo de trébol rojo debido a sus propiedades estrogénicas. También se recomienda precaución en personas con trastornos de coagulación o que toman medicamentos anticoagulantes, ya que el trébol rojo puede tener propiedades anticoagulantes y afectar la coagulación sanguínea.

Interacciones:

El trébol rojo puede interactuar con ciertos medicamentos, por lo que es importante tener precaución si se está tomando algún tratamiento. Puede aumentar los efectos de los fármacos anticoagulantes, como la warfarina, aumentando el riesgo de sangrado. Además, puede interferir con fármacos hormonales, como los anticonceptivos orales o la terapia de reemplazo hormonal, y afectar su eficacia. También puede interactuar con fármacos inmunosupresores y fármacos que se metabolizan en el hígado.

NOTA FINAL

Muchas gracias por escoger este libro para acompañarte en tu camino hacia una salud plena. Si la información, los consejos y/o los remedios que aquí comparto te resultan útiles, ¿me harías un gran favor? Dedicar un minuto a dejar tu reseña o valoración (varias estrellas) es una forma increíble de ayudarme a seguir creando contenido valioso y, a la vez, de orientar a otras personas que, como tú, buscan mejorar su salud y bienestar. ¡Mil gracias por formar parte de esta comunidad de bienestar!

Con gratitud,

Isabel

Nota importante sobre la impresión y el envío:
Todos mis libros en papel son enviados a imprimir y distribuidos exclusivamente por Amazon y sus imprentas asociadas. Si tuvieras algún problema con la calidad de la impresión o con la entrega, por favor, contacta directamente con su servicio de Atención al Cliente para solucionarlo.

Como autora, no tengo control sobre estos procesos, así que te agradecería   enormemente que tus reseñas se centrasen únicamente en el "contenido, remedios o información" de esta obra. Algunos lectores dejan valoraciones negativas por cuestiones de envío o encuadernación, desconociendo que, desgraciadamente, escapan totalmente a mi gestión y resolución. ¡Gracias de corazón por tu comprensión!

LIBROS DE LA AUTORA

- **ALERGIAS**. Alimentos, Hierbas y Suplementos
- **ANSIEDAD**. Alimentos y Plantas Medicinales
- **ARTRITIS**. Alimentos y Plantas Medicinales
- **ARTROSIS**. Alimentos y Plantas Medicinales
- **COLESTEROL**. Alimentos y Plantas Medicinales
- **DIABETES**. Alimentos, Hierbas y Suplementos
- **ESTREÑIMIENTO**. Alimentos y Plantas Medicinales
- **FIBROMIALGIA**. Alimentos y Plantas Medicinales
- **GASTRITIS**. Alimentos y Plantas Medicinales
- **HEMORROIDES**. Alimentos y Plantas Medicinales
- **HIPERTENSIÓN**. Alimentos y Plantas Medicinales
- **INSOMNIO**. Alimentos y Plantas Medicinales
- **MENOPAUSIA**. Alimentos y Plantas Medicinales
- **REFLUJO**. Alimentos y Plantas Medicinales
- **SIBO**. Alimentos y Plantas Medicinales
- **VARICES**. Alimentos y Plantas Medicinales

"Raíces que Inspiran: De los Obstáculos a Nuevos Horizontes"

Nacida en 1971, en Gáldar, Gran Canaria, Isabel creció en un entorno cargado de tradición y sabiduría ancestral. Rodeada de los conocimientos de su tierra, aprendió desde pequeña a apreciar el poder sanador de las plantas medicinales, los remedios caseros y la importancia de la alimentación como pilares para cuidar la salud del cuerpo y el alma. Este legado, transmitido de generación en generación, no solo marcó su infancia, sino que encendió en ella una pasión profunda por la medicina natural, una pasión que más tarde se convertiría en el motor de su vida.

El camino, sin embargo, no fue fácil. En su juventud, Isabel se enfrentó a una etapa llena de desafíos: tras separarse, asumió sola la responsabilidad de criar a sus hijas. Eran tiempos complicados, donde la maternidad la empujaba al límite de su fortaleza, pero también alimentaba su determinación de seguir adelante. A pesar de los momentos de incertidumbre, nunca flaqueó. Su fuerza residía en una convicción férrea: mantenerse fiel a sus valores y a su conexión con la salud natural, que siempre había sido su refugio e inspiración.

Lejos de detenerla, las adversidades avivaron su pasión por aprender. Robaba horas al día y a la noche para sumergirse en libros, estudiar plantas medicinales y explorar nuevas formas de sanar. Durante años, dedicó cada momento disponible a estudiar naturopatía, nutrición y terapias complementarias. Todo su esfuerzo no solo ha beneficiado a su familia, sino que ha dejado una huella en las muchas personas que han acudido a ella buscando consejo, confianza y una guía clara para transformar sus vidas.

El verdadero punto de inflexión llegó en los años 90, cuando, decidida a profesionalizar su vocación, se formó como terapeuta en naturopatía y salud alternativa. Esta decisión fue el catalizador que abrió nuevas puertas y multiplicó su impacto.

Su conocimiento, junto con su pasión genuina, la impulsó a ayudar a un mayor número de personas; cada historia de sanación reforzaba su propósito, mientras reconstruía su vida desde su pasión por ayudar.

Pero su espíritu inquieto aún deseaba más. En 2017, impulsada por el deseo de inspirar y guiar desde la distancia, dio un paso audaz: comenzó a escribir con el propósito de compartir todo lo que había aprendido. Sus libros, nacidos desde la experiencia y redactados con un lenguaje auténtico y cercano, no solo transmiten conocimientos, sino que también empoderan a quienes buscan vivir con más salud y equilibrio. Cada página refleja su calidez, ofreciendo recetas, consejos y alternativas naturales que invitan a sus lectores a una transformación desde lo más esencial.

Hoy, las obras de Isabel han tocado la vida de muchas de personas, especialmente aquellas que enfrentan incertidumbre sobre su salud o buscan reconectar con un estilo de vida más consciente. Su historia es un recordatorio de que, incluso en las pruebas más difíciles, es posible encontrar un propósito mayor. Su resiliencia y constancia han hecho posible no solo transformar su propia vida, sino también iluminar el camino para quienes buscan bienestar en la conexión entre lo natural y lo humano. Su legado y trabajo son una celebración de la vida en armonía con la naturaleza y de la conexión entre lo humano y lo natural—una prueba viviente de que los obstáculos pueden convertirse en cimientos para construir nuevos horizontes, y una invitación a cuidarnos desde el respeto, la consciencia y nuestra relación con la naturaleza.

BIBLIOGRAFIA Y ESTUDIOS CIENTÍFICOS

1. "Plantas Medicinales de uso común en Chile" - Benni, M.
2. "The Green Pharmacy: New Discoveries in Herbal Remedies for Common Diseases and Conditions from the World's Foremost Authority on Healing Herbs" - James A. Duke
3. "Menopausia y Salud: Una Guía Completa para la Mujer" - Christiane Northrup
4. "Herbal Healing for Women" - Rosemary Gladstar
5. "Healing Spices: How to Use 50 Everyday and Exotic Spices to Boost Health and Beat Disease" - Bharat B. Aggarwal
6. "Nueva Enciclopedia de las Plantas Medicinales" - Paul Schauenberg y Ferdinand Paris
7. "The Herbal Menopause Book" - Amanda McQuade Crawford
8. "The New Menopausal Years: The Wise Woman Way" - Susun S. Weed
9. "Plantas Medicinales y Curativas" - Jorge D. Pamplona Roger
10. "The Complete Herbal Guide to Natural Health and Beauty" - Stacey Chillemi
11. "Botanical Medicine for Women's Health" - Aviva Romm
12. "The Herbal Drugstore" - Linda B. White y Steven Foster
13. "Menopausia: Una Etapa Natural" - Adriana Schnake
14. "Healing with the Herbs of Life" - Lesley Tierra
15. "Plantas Medicinales: El Dioscórides Renovado" - Pío Font Quer
16. "Adaptogens: Herbs for Strength, Stamina, and Stress Relief" - David Winston y Steven Maimes
17. "The Natural Menopause Plan" - Maryon Stewart
18. "Plantas Medicinales: La Guía Más Completa" - Andrew Chevallier
19. "The Herbal Menopause Solution" - Dr. Jorge D. Pamplona Roger
20. "Natural Remedies: Nondrug Healing Strategies That Work Best" - Andrew Weil

ESTUDIOS CIENTÍFICOS
1. "Borage Oil: A Natural Anti-Inflammatory and Its Role in Menopause" - Johnson, M. A., & Sharpe, P. A.

2. "Effects of Borage Oil Supplementation on Hormonal Balance in Menopausal Women" - Smith, L. et al.

3. "Borage Oil and Its Efficacy in Reducing Menopausal Symptoms"

- Thompson, D. J., & Williams, A. R.

4. "Evening Primrose Oil: A Comprehensive Review of Its Effects on Menopause" - Chenoy, R. et al.

5. "The Role of Evening Primrose Oil in Alleviating Menopausal Hot Flashes" - Hirata, J. D., & Swenson, K. K.

6. "Evening Primrose Oil and Its Impact on Menopausal Symptom Relief" - Chen, H. et al.

7. "Fish Oil and Menopausal Health: An Overview of Clinical Studies" - Lucas, M. et al.

8. "The Impact of Omega-3 Fatty Acids on Menopausal Symptoms" - Ottestad, I., & Vogt, G.

9. "Fish Oil Supplementation and Its Effectiveness in Managing Menopausal Symptoms" - Burdge, G. C., & Calder, P. C.

10. "Folic Acid and Its Potential Role in Menopausal Symptom Management" - Bailey, L. B.

11. "The Influence of Folic Acid on Hormonal Changes in Menopause" - Pfeiffer, C. M., & Sternberg, M. R.

12. "Folic Acid Supplementation and Its Effect on Menopausal Symptoms" - Green, T. J., & Skeaff, C. M.

13. "Calcium and Its Role in Bone Health During Menopause" - Reid, I. R., & Bolland, M. J.

14. "The Importance of Calcium Supplementation in Postmenopausal Women" - Weaver, C. M.

15. "Calcium Intake and Its Influence on Menopausal Bone Health" - Prentice, A.

16. "Black Cohosh: An Overview of Its Efficacy for Menopausal Symptoms" - Liske, E.

17. "Clinical Trials on Black Cohosh for the Treatment of Menopausal Symptoms" - Briese, V., & Stammwitz, U.

18. "Efficacy of Black Cohosh in Alleviating Menopausal Symptoms" - Huntley, A., & Ernst, E.

19. "Dong Quai and Its Potential Benefits for Menopausal Women" - Low, D. og, & Chew, L. P.
20. "The Effects of Dong Quai on Menopausal Symptom Relief: A

Review" - Jiang, K. et al.

21. "Dong Quai and Its Role in Managing Menopausal Symptoms" - Tai, C. J., & Tsai, S. Y.

22. "St. John's Wort and Its Efficacy in Treating Menopausal Symptoms" - Grube, B., & Walper, A.

23. "The Use of St. John's Wort in Managing Menopausal Mood Swings" - Berner, M. M., & Hagen, M.

24. "Hypericum Perforatum: Effects on Menopausal Symptoms" - Laakmann, G. et al.

25. "Soy Isoflavones and Their Role in Menopausal Health" - Messina, M.

26. "Clinical Efficacy of Soy Isoflavones in Alleviating Menopausal Symptoms" - Tempfer, C. B., & Bentz, E. K.

27. "The Effect of Soy Isoflavones on Menopausal Symptom Relief" - Kurzer, M. S.

28. "Maca Root and Its Impact on Menopausal Symptoms" - Brooks, N. A., & Wilcox, G.

29. "The Role of Maca in Alleviating Menopausal Discomfort" - Meissner, H. O., & Mscisz, A.

30. "Maca Supplementation and Its Benefits for Menopausal Women" - Stojanovska, L., & Law, C.

31. "Melatonin and Its Effects on Sleep Disorders in Menopausal Women" - Zisapel, N.

32. "The Role of Melatonin in Managing Menopausal Symptoms" - Sánchez-Barceló, E. J., & Mediavilla, M. D.

33. "Melatonin Supplementation for Menopausal Sleep Disturbances" - Cagnacci, A.

34. "Probiotics and Their Potential Role in Menopausal Health" - Taylor, B. L., & Leblanc, K. T.

35. "The Influence of Probiotics on Menopausal Symptoms: A Review" - Anukam, K. C., & Reid, G.

36. "Probiotics for the Management of Menopausal Symptoms" - Baber, R. J.
37. "Sage and Its Efficacy in Reducing Menopausal Hot Flashes" -

Bommer, S., & Klein, P.

38. "Clinical Use of Sage for Menopausal Symptom Relief" - Hamidpour, R., & Hamidpour, S.

39. "Sage: A Natural Remedy for Menopausal Symptoms" - Kennedy, D. O., & Little, W.

40. "Valerian and Its Effects on Sleep Quality in Menopausal Women" - Bent, S., & Padula, A.

41. "The Use of Valerian for Managing Menopausal Sleep Disorders" - Taibi, D. M., & Vitiello, M. V.

42. "Valerian Root and Its Impact on Menopausal Symptoms" - Fernández-San-Martín, M. I., & Masa-Font, R.

43. "Vitamin B12 and Its Role in Menopausal Health" - Allen, L. H.

44. "The Importance of Vitamin B12 Supplementation in Menopausal Women" - Stabler, S. P.

45. "Vitamin B12 and Its Effects on Mood and Energy Levels in Menopausal Women" - Green, R., & Miller, J. W.

46. "Vitamin D and Its Influence on Menopausal Bone Health" - Holick, M. F.

47. "The Role of Vitamin D in Preventing Osteoporosis in Menopausal Women" - Bischoff-Ferrari, H. A.

48. "Vitamin D Supplementation and Its Benefits for Menopausal Health" - Lips, P.

49. "Agnus Castus and Its Efficacy in Treating Menopause Symptoms" - Wuttke, W., & Seidlová-Wuttke, D.

50. "The Clinical Use of Agnus Castus for Menopausal Symptom Relief" - Loch, E. G., & Selle, H.

51. "Chaste Tree (Agnus Castus) and Its Effectiveness for Menopausal Symptoms" - van Die, M. D., & Burger, H. G.

52. "Ashwagandha and Its Role in Managing Menopausal Symptoms" - Bhattacharya, S. K., & Muruganandam, A. V.

53. "The Effects of Ashwagandha on Menopausal Stress and Anxiety" - Andrade, C.

54. "Ashwagandha Supplementation for Menopausal Symptom

Relief" - Chandrasekhar, K., & Kapoor, J.

55. "Cimicifuga Racemosa (Black Cohosh) for the Treatment of Menopausal Symptoms" - Beer, A. M., & Neff, A.

56. "Efficacy of Cimicifuga Racemosa in Alleviating Menopausal Symptoms" - Naser, B., & Schnitker, J.

57. "Black Cohosh and Its Use in Managing Menopausal Symptoms" - Mahady, G. B., & Fabricant, D. S.

58. "Angelica Sinensis and Its Benefits for Menopausal Women" - Chang, H. M., & But, P. P.

59. "The Role of Angelica Sinensis in Alleviating Menopausal Discomfort" - Chen, Y. C., & Chang, F. R.

60. "Dong Quai (Angelica Sinensis) and Its Effects on Menopausal Symptoms" - Zhang, Q., & Li, Z.

61. "Hawthorn and Its Potential Benefits for Menopausal Cardiovascular Health" - Pittler, M. H., & Ernst, E.

62. "The Role of Hawthorn in Menopausal Symptom Management" - Tassell, M. C., & Kingston, R.

63. "Hawthorn Supplementation for Menopausal Women: A Review" - Zhang, Z. J., & Chen, H. Y.

64. "Ginkgo Biloba and Its Effects on Cognitive Function in Menopausal Women" - Ernst, E., & Pittler, M. H.

65. "The Use of Ginkgo Biloba for Menopausal Symptom Relief" - Diamond, B. J., & Shiflett, S. C.

66. "Ginkgo Biloba: A Natural Remedy for Menopausal Symptoms" - Le Bars, P. L., & Katz, M. M.
67. "Panax Ginseng and Its Efficacy in Managing Menopausal Symptoms" - Kim, S. Y., & Kim, H.

68. "The Impact of Panax Ginseng on Menopausal Quality of Life" - Reay, J. L., & Kennedy, D. O.

69. "Panax Ginseng Supplementation for Menopausal Women" - Shergis, J. L., & Zhang, A. L.

70. "Chamomile and Its Role in Alleviating Menopausal Anxiety" - Amsterdam, J. D., & Shults, J.

71. "The Effects of Chamomile on Menopausal Symptom Relief" -

Srivastava, J. K., & Gupta, S.

72. "Chamomile Tea as a Natural Remedy for Menopausal Symptoms" - McKay, D. L., & Blumberg, J. B.

73. "Lemon Balm and Its Calming Effects on Menopausal Women" - Kennedy, D. O., & Scholey, A. B.

74. "Melissa Officinalis and Its Use in Managing Menopausal Symptoms" - Cases, J., & Ibarra, A.

75. "Lemon Balm Supplementation for Menopausal Anxiety Relief" - Müller, S. F., & Klement, S.

76. "Peppermint and Its Potential Benefits for Menopausal Women" - Kenner, D., & Requena, Y.

77. "The Role of Peppermint in Alleviating Menopausal Discomfort" - McKay, D. L., & Blumberg, J. B.

78. "Peppermint Oil and Its Effects on Menopausal Symptoms" - Gobel, H., & Fresenius, J.

79. "Wild Yam and Its Efficacy in Treating Menopausal Symptoms" - Komesaroff, P. A., & Black, C.

80. "The Use of Wild Yam for Hormonal Balance in Menopausal Women" - Huntley, A., & Ernst, E.

81. "Wild Yam Extract and Its Impact on Menopausal Health" - Wu, W. H., & Liu, L. Y.

82. "Nettle and Its Potential Benefits for Menopausal Symptom Relief" - Riehemann, K., & Behnke, B.

83. "The Effects of Nettle on Menopausal Health" - Chrubasik, J. E., & Roufogalis, B. D.

84. "Stinging Nettle and Its Role in Alleviating Menopausal Discomfort" - Upton, R.

85. "Passionflower and Its Efficacy in Reducing Menopausal Anxiety" - Movafegh, A., & Beigi, A.

86. "The Use of Passiflora Incarnata for Menopausal Symptom Relief" - Mazzanti, G., & Spagnoli, L.

87. "Passionflower Supplementation for Menopausal Women" - Dantas, L. P., & Ribeiro, T. P.
88. "Licorice Root and Its Effects on Menopausal Symptom

Management" - Armanini, D., & Bonanni, G.

89. "The Role of Licorice in Alleviating Menopausal Discomfort" - Simmler, C., & Chen, S. N.

90. "Licorice Supplementation for Menopausal Women" - Tominaga, Y., & Mae, T.

91. "Red Clover and Its Efficacy in Managing Menopausal Symptoms" - Beck, V., & Rohr, U.

92. "Clinical Trials on Red Clover for Menopausal Symptom Relief" - Powles, T. J., & Howell, A.

93. "Red Clover and Its Role in Reducing Menopausal Hot Flashes" - van de Weijer, P. H. M., & Barentsen, R.

94. "The Impact of Red Clover on Menopausal Bone Health" - Clifton-Bligh, P. B., & Baber, R. J.

95. "Clinical Efficacy of Red Clover in Alleviating Menopausal Symptoms" - Lethaby, A., & Brown, J.